中国医学临床百家

马建民　张虹／著

常见眼眶炎性疾病

马建民　张虹 2022 观点

U0333332

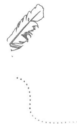

科学技术文献出版社
SCIENTIFIC AND TECHNICAL DOCUMENTATION PRESS
·北京·

图书在版编目（CIP）数据

常见眼眶炎性疾病马建民 张虹2022观点 / 马建民，张虹著. —北京：科学技术
文献出版社，2022.6

ISBN 978-7-5189-9208-9

Ⅰ.①常…　Ⅱ.①马…②张…　Ⅲ.①眼眶疾病—诊疗　Ⅳ.① R777.5

中国版本图书馆 CIP 数据核字（2022）第 091670 号

常见眼眶炎性疾病马建民 张虹2022观点

策划编辑：蔡　霞　　责任编辑：蔡　霞　　责任校对：王瑞瑞　　责任出版：张志平

出　版　者	科学技术文献出版社	
地　　　址	北京市复兴路15号　　邮编　100038	
编　务　部	（010）58882938，58882087（传真）	
发　行　部	（010）58882868，58882870（传真）	
邮　购　部	（010）58882873	
官方网址	www.stdp.com.cn	
发　行　者	科学技术文献出版社发行　全国各地新华书店经销	
印　刷　者	北京虎彩文化传播有限公司	
版　　　次	2022 年 6 月第 1 版　2022 年 6 月第 1 次印刷	
开　　　本	710×1000　1/16	
字　　　数	65千	
印　　　张	7.75	
书　　　号	ISBN 978-7-5189-9208-9	
定　　　价	88.00元	

序
Preface

韩启德

　　欧洲文艺复兴后,以维萨利发表《人体构造》为标志,现代医学不断发展,特别是从 19 世纪末开始,随着科学技术成果大量应用于医学,现代医学发展日新月异,发生了根本性的变化。

　　在过去的一个世纪里,我国现代化进程加快,现代医学也急起直追。但由于启程晚,经济社会发展落后,在相当长的时期里,我国的现代医学远远落后于发达国家。记得 20 世纪 50 年代,我虽然生活在上海这个最发达的城市里,但是母亲做子宫切除术还要到全市最高级的医院才能完成;

我患猩红热继发严重风湿性心包炎，只在最严重昏迷时用过一点青霉素。20 世纪 60—70 年代，我从上海第一医学院毕业后到陕西农村基层工作，在很多时候还只能靠"一根针，一把草"治病。但是改革开放仅仅 30 多年，我国现代医学的发展水平已经接近发达国家。可以说，世界上所有先进的诊疗方法，中国的医生都能做，有的还做得更好。更为可喜的是，近年来我国医学界开始取得越来越多的原创性成果，在某些点上已经处于世界领先地位。中国医生已经不再盲从发达国家的疾病诊疗指南，而能根据我们自己的经验和发现，根据我国自己的实际情况制定临床标准和规范。我们越来越有自己的东西了。

要把我们"自己的东西"扩展开来，要获得越来越多"自己的东西"，就必须加强学术交流。我们一直非常重视与国外的学术交流，第一时间掌握国外学术动向，越来越多地参与国际学术会议，有了"自己的东西"也总是要在国外著名刊物去发表。但与此同时，我们更需要重视国内的学术交流，第一时间把自己的创新成果和可贵的经验传播给国内同行，不仅为加强学术互动，促进学术发展，更为学术成果的推广和应用，推动我国医学事业发展。

我国医学发展很不平衡，经济发达地区与落后地区之间差别巨大，先进医疗技术往往只有在大城市、大医院才能开展。在这种情况下，更需要采取有效方式，把现代医学的最新进展及我国自己的研究成果和先进经验广泛传播开去。

基于以上考虑，科学技术文献出版社精心策划出版《中国医学临床百家》丛书。每本书涵盖一种或一类疾病，由该疾病领域领军专家撰写，重点介绍学术发展历史和最新研究进展，并提供具体临床实践指导。临床疾病上千种，丛书拟以每年百种以上规模持续出版，高时效性地整体展示我国临床研究和实践的最高水平，不能不说是一个重大和艰难的任务。

我浏览了丛书中已经完稿的几本书，感觉都写得很好，既全面阐述了有关疾病的基本知识及其来龙去脉，又介绍了疾病的最新进展，包括笔者本人及其团队的创新性观点和临床经验，学风严谨，内容深入浅出。相信每一本都保持这样质量的书定会受到医学界的欢迎，成为我国又一项成功的优秀出版工程。

《中国医学临床百家》丛书出版工程的启动，是我国现代医学百年进步的标志，也必将对我国临床医学发展起到积

极的推动作用。衷心希望《中国医学临床百家》丛书的出版

取得圆满成功!

　　是为序。

2016 年作于北京

作者简介
Author introduction

马建民

博士后，主任医师，教授，博士研究生导师，任职于首都医科大学附属北京同仁医院。专业方向：眼肿瘤、眼眶病。目前兼任中国医生协会眼科医生分会眼肿瘤专业委员会主任委员、中国中西医结合学会眼科专业委员会眼肿瘤学组组长、北京医生协会眼科医生分会眼肿瘤眼眶病分委会主任委员、中国老年保健协会眼保健分会秘书长、中国医疗保健国际交流促进会眼科分会副秘书长兼常委等职务。马建民医生在从医30年的时间里，积累了丰富的临床经验，诊治了大量的眼科疾病患者，尤其擅长各种疑难眼肿瘤、眼眶病的诊疗工作。共撰写和发表文章200余篇，参编参译著作50余本，其中，主编（译）10本，副主编（译）10本，医学院校眼科学教材9本。承担或以主要研究者参加国家级课题6项（其中国家自然科学基金课题

5 项）、省市级课题 10 项。获得各种奖励 30 余项：2004 年入选北京科技新星计划，2005 年获得山东省高等学校优秀科研成果奖自然科学类三等奖，2009 年获得中华人民共和国教育部自然科学奖一等奖，同年获得中华医学会眼科学分会颁发的"中华眼科学会奖"，2012 年入选北京地区优秀中青年医生，2013 年获得中国医生协会眼科医生分会第四届中国眼科医生奖，2016 年获得亚洲太平洋地区眼科学会颁发的杰出贡献奖，2019 年获得第十三届中国医生协会眼科医生分会年会最佳专业委员会委员，同年入选北京市医院管理中心的登峰人才计划。指导和协助指导研究生 40 余名。

目前兼任《中国临床医生杂志》副主任委员，并兼任《中华眼科杂志》《中华实验眼科杂志》《中华临床杂志（电子版）》《国际眼科时讯》《中华眼科医学杂志（电子版）》等多本杂志的编委或审稿专家。兼任中华医学会医疗鉴定专家库成员、北京市科委医药领域评审专家等。曾连续 6 年任全国眼肿瘤眼眶病高峰论坛会议主席，并多次在业内学术会议上报告发言。

张虹

教授，博士研究生导师，医学博士，天津医科大学中新生态城医院眼科主任。从事眼科临床工作 30 余年，对眼眶病和眼肿瘤诊治及眼部影像学有深入研究，完成各种手术万例，对处理各种疑难病症有丰富经验，2013 年被评为全国眼眶病专业 TOP10 医生。编写眼科专著 20 余部，论文 40 余篇，完成各级科研课题 10 余项，填补天津市卫生系统空白 2 项。培养博士、硕士研究生 10 余名。

现任中国中西医结合学会眼科专业委员会眼肿瘤学组副组长、中国医生协会眼科医生分会眼肿瘤专业委员会副主任委员、中国女医生协会视光学专业委员会委员、中国超声医学工程学会眼科学分会委员、中国颅底多学科协会委员、天津市抗衰老学会眼科分会副主任委员、天津市医学会眼科学分会常务委员、天津市医学会激光医学分会委员等。

前 言
Foreword

　　眼眶病是一类严重危害人类健康且较难处置的疾病。眼眶炎性疾病是最为常见的眼眶疾病。如何科学有效地处置眼眶炎性病变一直是我们眼科医生所关心的问题。

　　3年前，科学技术文献出版社蔡霞老师与我谈起准备编写一套能够反映我们中国眼科医生自己对某类病或某种病的一些思考、观点的专业书籍，内容主要包括编者自己对某些疾病的临床经验和科研成果的总结，并邀请我担任此套书的执行主编，能够编写一套这样的专业书也是我最近几年一直在思考和盼望的事情。科学技术文献出版社设计此套眼科学丛书正好满足我的需求和愿望，与我的想法不谋而合，所以非常高兴地答应了她的要求，同时也衷心感谢科学技术文献出版社为我们搭建了一个非常好的学术展示和交流的平台。

　　为了更好地完成本套书的编写任务，我们邀请了具有博士学位，且具有丰富实战经验的常年工作在临床一线年富力强的医生参加了本套书的编写工作。在福州举办本套书编委会会议时，与各位编委反复讨论达成共识，力求每位编者务必亲力亲为，主要把自己的临床经验写出来，且这种临床经验是建立在大量临床实践的基础上，并经过临床实践所检验，力求本套书出版后能够让读者感到客观且实用。

本套书中，我和张虹教授主要负责常见眼眶炎性疾病的编写任务。为什么选择此类疾病作为我们的写作方向？最主要是因为这类疾病最为常见，若处理不及时、不到位，可能引发严重后果，如眼眶蜂窝织炎处理不规范时，可能会引起视力减退甚至视功能丧失，严重者还可能危及生命。

本书主要内容包括眼眶炎性假瘤、泪腺良性淋巴上皮病变、眼眶蜂窝织炎和甲状腺相关眼病。眼眶炎性假瘤和眼眶蜂窝织炎都是临床眼科医生耳熟能详、广为知晓的炎性疾病，而泪腺良性淋巴上皮病变大家可能不太熟悉，最近 10 余年，我们团队在发病机制、临床诊断和治疗等方面对其进行了较为系统的研究，研究结果显示该病主要临床表现为眼睑肿胀和泪腺肿大，另外，研究也发现该病发病率远较我们想象的要高，且临床特征缺乏特异性，容易误诊和漏诊，最为严重的是该病可以发生恶变，危害较大，故此次将其纳入我们编写范围；另外，甲状腺相关眼病也是常见的眼眶疾病，在临床工作中时常遇到，鉴于其发生机制与炎症反应相关，且处置也主要以糖皮质激素为主，故此次也将其纳入我们编写范围。

本书在编写过程中，在基于以前相关文献的基础上，再结合自己的临床经验和基础性研究结果，编辑而成。在编写过程中，尽量把自己对这些疾病的一些临床经验、思考和观点集结成册，力求这些内容能够真实反映临床实际情况，为广大眼科医生提供可以借鉴的参考资料。尽管本书编写内容经过大量临床病例的检验，但亦难免有些观点存在一定争议，还有待今后在临床工作中进一步探讨。有些内容在成书以后，尽管反复斟酌，仍不免会存在不足之处，希望得到广大读者的斧正，以便再版时修改完善。

本书编写过程中得到我们团队成员的大力协助，同时也得到科学技术文献出版社的帮助，尤其得到蔡霞老师的帮助，在此一并致谢。

编者

中国 北京

2022 年 4 月

目　录
Contents

泪腺良性淋巴上皮病变 / 043

眼眶炎性假瘤

1. 眼眶炎性假瘤命名的历史变迁

眼眶炎性假瘤（orbital inflammatory pseudotumor，OIP），又称特发性眼眶炎性假瘤，也称特发性眼眶炎症，目前多认为是一种非特异性炎性病变。对本病的最早记录要追溯到 1903 年，Gleason 报道了一例迅速发病的进展性的双侧眼眶肿瘤的病例，最终病理组织学检查确诊为眼外肌炎症。1905 年 Birch-Hirschfeld 报道了一系列患者呈现眼眶肿瘤的体征，而病理检查均只有炎症性组织的疾病，并命名为 "眼眶炎性假瘤"。不幸的是，目前由于眼眶炎性假瘤的发病机制不清，没有公认的临床诊断标准，这个诊断已经在难以确诊的眼眶疾病中被滥用。

在随后 100 多年的有关眼眶炎性假瘤的研究过程中，又有许多不同的命名被提出，诸如 20 世纪 60 年代 Easton 提出非特异性眼眶内肉芽肿的命名，Coop 提出眼眶脂性肉芽肿的命名，20 世纪 70 年代 Jako-bic Jones 提出特发性眼眶炎性假瘤（idiopathic orbital inflammatory pseudotumor，IOIP）的命名，20 世纪 80 年代 Rootman、Kennerdell 提出非特异性眼眶炎症的命名等。

为什么一种疾病会有这么多命名，并且这些命名均以病理组织学检测结果为基础呢？在临床工作中我们诊治了大量的形形色色、表现各异的眼眶炎性假瘤，也知道眼眶炎性假瘤可以累及眼眶部所有的组织结构，包括软组织，也包括骨组织，尽管骨组织受累极其罕见；另外，眼眶炎性假瘤可以累及眼眶的局部组织结构，也可以累及整个眼眶组织结构。我们眼科医生所切取的活检标本会根据病变累及的范围和部位不同而不同，这就会导致病理科医生根据实际检测标本的不同而得出不同的检测结果。

眼眶炎性假瘤历经百年研究，至今其具体病因和发病机制仍不清楚；这些命名的提出，都从不同角度、不同层面反映了我们对这一疾病的认识过程，这也说明了眼眶炎性假瘤累及范围的广泛性、发病机制的复杂性和临床表现的多样性。

目前由于历史延续原因及约定成俗之故，眼眶炎性假瘤这一名称要比特发性眼眶炎性假瘤等其他名称应用更为广泛。

2. 眼眶炎性假瘤发病与 IgG4 之间的关系

眼眶炎性假瘤是一种严重危害人类健康的较为常见的眼眶疾

病。迄今，有关其病因和发病机制尚不清楚。

近年来，IgG4 相关性疾病（IgG4-related disease，IgG4-RD）作为一种新的临床疾病越来越得到医学界的广泛认可和接受。该病可累及全身多种组织器官，常见的受累组织器官为胰腺、腮腺、胆管、肝脏、肺及淋巴结等，其中以胰腺最为常见。血清学检查 IgG4 增高和（或）病变组织免疫组织化学染色显示大量 IgG4 阳性的浆细胞是 IgG4-RD 较为特征性的表现。

目前有关眼眶炎性假瘤与 IgG4 相关性研究甚少。Wallace 等曾报道了 1 例 56 岁男性患者，有 30 年的眼眶炎性假瘤病史，病理组织学检查显示 IgG4 相关性改变累及泪腺、眼外肌、脂肪组织和三叉神经；经英夫利昔单抗初始治疗 6 个月，血清 IgG4 水平降至正常，突眼症状有所改善。鉴于目前有关眼眶炎性假瘤与 IgG4 之间关系的研究大多数为个案报道，病例数量少，故可信度欠佳。

近年来，我们课题组也对眼眶炎性假瘤发病与 IgG4 之间的关系进行了研究。目前除了发表 2 篇个案报道外，还对经病理组织学确诊的 44 例眼眶炎性假瘤患者血清中 IgG 总量及 IgG4 表达水平进行检测，结果显示 16 例眼眶炎性假瘤患者 IgG4 水平升高，占 36.4%，且血清 IgG4/IgG 比例（8.9%）高于正常人（3% ～ 6%），本研究结果说明 IgG4 水平升高与部分眼眶炎性假瘤发生有关，也提示部分眼眶炎性假瘤属于 IgG4-RD 的临床范畴。

通过对 44 例眼眶炎性假瘤患者进行分析，发现 16 例 IgG4 升高，28 例 IgG4 正常，为此，建议可以根据血清中 IgG4 水平高低，将眼眶炎性假瘤分为 IgG4 相关性眼眶炎性假瘤和非 IgG4 相关性眼眶炎性假瘤，这也提示不同的眼眶炎性假瘤之间的发病机制可能存在差异。关于 IgG4 通过何种病理机制导致眼眶炎性假瘤的发生发展有待进一步研究论证。

3. 眼眶炎性假瘤与血清 ICAM-1 水平有关

有关眼眶炎性假瘤的发生有多种假说，如感染假说、自身免疫假说、神经内分泌调控假说等，每一假说都可以从一个侧面解释眼眶炎性假瘤的发生机制，但目前多数学者认为眼眶炎性假瘤是一种慢性非特异性炎症，其具体病因和发生机制尚不清楚。

细胞间黏附分子是一类由细胞产生，存在于细胞表面并介导细胞与细胞、细胞与细胞基质间黏附作用的膜表面糖蛋白，参与细胞接触，传递细胞内信息，参与细胞信号转导与活化，细胞的生长分化，调节细胞黏附、运动、伸展、移动、分化、增生与吞噬。细胞间黏附分子广泛分布于各种组织细胞表面，如上皮细胞、血管内皮细胞、成纤维细胞、淋巴细胞和造血细胞等。它们在胚胎的发育和分化、正常组织结构的维持、炎症与免疫应答、伤口的修复、凝血及肿瘤的浸润和转移等多种生理病理过程中均具有重要作用。可溶性细胞间黏附分子（soluble intercellular cell adhesion molecule，sICAMs）是细胞膜表面的糖蛋白脱落后形成的一类溶解状态的黏附分子，仍具有结合抗原或受体的功能。正常状态下 sICAMs 的含量相对稳定；某些疾病状态下可出现 sICAMs 的升高，其含量的改变与疾病的发生、发展、恢复及复发有一定的相关性。

目前很多研究已显示，ICAM-1 在多种眼病（如角膜病、葡萄膜炎、白内障、AMD 等）的发病机制中起着重要作用。但 ICAM-1 与眼眶炎性假瘤的关系尚未查到相关文献报道。

我们课题组应用酶联免疫双抗体夹心法（ELISA）测定 60 例眼眶炎性假瘤患者和 30 例正常对照组的血清 ICAM-1 水平。结果显示眼眶炎性假瘤患者相比对照组血清 ICAM-1 水平明显增高（$P < 0.05$）；随着眼眶炎性假瘤患者病程的延长，ICAM-1 的表达呈明显上升趋势，病程 > 12 个月患者、6 个月 < 病程 ≤ 12 个月患者，以及病程 ≤ 6 个月患者血清 ICAM-1 水平差异两两比较均具有统计学意义（$P < 0.05$）；双眼发病者血清 ICAM-1 的表达明显高于单眼发病者；血清 ICAM-1 的表达与年龄无统计学相关性。

根据本研究结果我们认为眼眶炎性假瘤患者血清 ICAM-1 水平与眼眶炎性假瘤患者病程长短及严重程度有关，检测血清中 ICAM-1 水平对评估眼眶炎性假瘤的严重程度具有一定价值。

4. 眼眶炎性假瘤的病理组织学特点

病理组织学改变是眼眶炎性假瘤确诊的金标准。眼眶炎性假瘤是一类非特异性的炎性浸润，包括多种形态淋巴细胞、浆细胞、嗜酸性粒细胞及巨噬细胞的浸润，伴有不同程度的纤维结缔组织增生，也可存在淋巴滤泡、肥大细胞。病变基质改变可包括水肿、增生性纤维化等。若活检中看到广泛的纤维化，且主要为致密的纤维结缔组织，少有炎性浸润，可以考虑为硬化型眼眶炎性假瘤。一些学者认为硬化型眼眶炎性假瘤是眼眶炎性假瘤的终末阶段，其他类型可能最终发展为硬化型。血管改变可包括周围血管炎和（或）血管内皮细胞肿胀等。眼眶炎性假瘤病理组织学改变的检测结果，可以为临床治疗方案的制定提供依据，也可以为判断患者相关的预后提供依据。

眼眶炎性假瘤虽然是一类良性疾病，但严重者其临床特征与恶性肿瘤相似。如硬化型眼眶炎性假瘤发展至终末期，肿瘤样的影响则更加显著，可导致眼眶内纤维结缔组织大量增生、眼眶组织破坏、眼眶铸型的发生，同时可以造成患者视力进展性丧失、最终可以导致患者永久性视力丧失。再如，极少数炎性假瘤可以累及眶壁骨质，导致眶壁骨质发生破坏，而眶壁骨质发生破坏的病变，常见于眼眶的恶性肿瘤，故对于这种类型的眼眶炎性假瘤，仅凭临床表现和影像学检查结果，一般都会高度怀疑恶性病变的可能，此时病理组织学检查结果是确诊的唯一依据。

病理界以往认为炎性假瘤不是一种真正意义上的肿瘤。随着研究深入，发现该病具有浸润、复发，甚至恶变等特点。对于眼眶炎性假瘤而言，在临床过程中我们课题组发现眼眶炎性假瘤发生浸润和复发现象多见，这些改变也是眼眶炎性假瘤常见的临床表现，至于眼眶炎性假瘤能否发生恶变，至今并未遇见，还需要今后在临床工作中继续加以验证。

5. 眼眶炎性假瘤的分型方法

眼眶炎性假瘤的分型方法有多种。依据病理组织学特征可将眼眶炎性假瘤分为 3 型：淋巴细胞浸润型、混合型及硬化型。也有学者依照本病的病理组织学变化特征将其分为 4 种亚型：硬化型、肉芽肿型、血管炎型及嗜酸性细胞增生型。临床工作中一般多采用前者的分型方法，且临床中多数病变的病理组织学改变为混合型。病理组织学分型在一定程度上有助于临床治疗方案的制定和病情预后的判断。

从临床角度出发，按照发病的缓急和发病时间的长短不同，可以分为急性眼炎性假瘤、亚急性眼炎性假瘤、慢性眼炎性假瘤和复发性眼炎性假瘤。按照眼眶炎性假瘤所侵犯的解剖部位不同可以分为泪腺炎症型、肌炎型、炎性局部占位型、视神经周围炎型、弥散性眼眶炎症等。Gunalp 等报告了 132 例眼眶炎性假瘤，其中最常见为弥散型（40 例），其次为肌炎型（21 例）与泪腺炎型（14 例），其余类型少见。颜建华等报告了 209 例眼眶炎性假瘤，其中炎性局部占位型最多，占 90 例；其次为泪腺炎型（66 例）、弥散型（21 例）、肌炎型（16 例）；其余类型少见。

我们在临床工作中通过对大量眼眶炎性假瘤病例进行研究，发现有些病变可以累及眼球壁，表现为眼球壁增厚，病变不仅可以累及巩膜，也可以累及视网膜和脉络膜；还有些炎性假瘤主要累及眶尖部组织，严重者表现为典型的眶尖综合征，而此种类型的患者往往眶前段组织的炎症反应不明显，如果不仔细检查，容易漏诊，此时应行眼眶 MRI 扫描，以排除眶尖部炎性假瘤的可能。总之，从临床实际应用角度出发，依据炎症病变累及的解剖部位来划分眼眶炎性假瘤类型最为常用。

6. 眼眶炎性假瘤的解剖学分型

眼眶炎性假瘤多见于成年患者，通常单眼发病多见，也可双眼发病。根据眼眶炎性假瘤累及眼眶部位不同，可以分为以下几种类型。

（1）眶前部炎症

主要表现为眼部疼痛、眼睑肿胀、上睑下垂，球结膜充血水肿，严重者结膜突出睑裂之外，有时可伴有前部葡萄膜炎、巩膜炎、眼球筋膜炎和青光眼等。

（2）弥散性眼眶炎症

与眶前部炎症表现类似，但眼球突出明显，病情更为严重。MRI 和 CT 扫描可发现眶内弥散性炎症浸润，病变范围广泛，几乎所有眶内组织结构均可被累及。

（3）眼眶肌炎

主要表现为复视、眼球运动障碍，眼球向受累肌肉支配方向运动时，疼痛增加；部分患者出现上睑下垂；肌肉止点充血水肿，可透过结膜发现暗红色肥大的眼外肌。病变晚期眼外肌可发生纤维化，导致不同程度的眼位固定。炎症可累及多条肌肉，以上方肌群和内直肌受累多见。CT 和 MRI 扫描显示眼外肌肌腱和肌腹弥漫性水肿肥厚。

（4）泪腺炎

一般表现为眼睑肿胀，上睑不同程度下垂，可伴有眼睑"S"形外观。若病变泪腺体积过大，可引起眼球轻度突出，眼球向鼻下移位，眼眶颞上缘可触及肿大泪腺。MRI 和 CT 扫描可见受累泪腺肿大，可被强化。

（5）巩膜炎和视神经周围炎

炎症部位以巩膜及其周围的筋膜组织和视神经鞘膜为主，症状以眼红和视力减退为主。前部巩膜受累，表现为眼前节充血，透过结膜可见增厚隆起的巩膜肿物，巩膜受累厚度可深浅不一，受累范围可大小不等。后部巩膜受累，可见视盘充血水肿、静脉迁曲扩张等。病变累及视神经，晚期可以导致视神经萎缩，视力严重受损，甚至丧失。MRI 和 CT 检查显示眼球壁增厚（图1），边界模糊，视神经增粗。

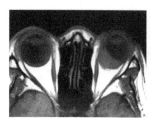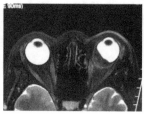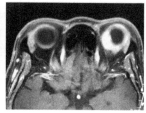

MRI 扫描显示左眼球鼻侧球壁增厚，病变累及球壁周围组织，T_1WI 呈等信号，T_2WI 呈稍低信号，增强扫描可被强化。

图1　眼眶 MRI 扫描显示左眼球壁炎性改变

（6）眶尖炎症

极少数眼眶炎性假瘤患者，其炎性病变主要累及眶尖部，可以表现为眶尖综合征样改变。患者视功能异常与眼部炎症表现不成比例，眼球突出一般不明显。患者早期可出现视力下降、视野缺损、相对性传入性瞳孔障碍、上睑下垂、眼球运动障碍等。MRI 和 CT 扫描可见眶尖部占位呈炎性浸润样改变（图2）。眶内炎性假瘤向颅内蔓延可导致脑垂体功能减退和多发性颅神经麻痹。

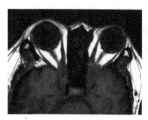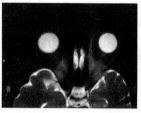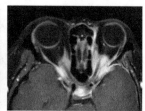

图2　MRI 扫描可见双眼眶尖区呈炎性浸润样改变

（7）硬化性炎症

一般起病缓慢。本型病理组织学改变主要以纤维组织增生为特征。病程晚期眼位固定，眼球运动明显受限。若病变累及视神经，会导致压迫性视神经病变，引起神经萎缩，视力严重减退，最终往往会造成视力丧失。

（8）眶壁受累炎性假瘤

眼眶炎性假瘤主要累及眶部的软组织，累及眶壁骨质极为罕见，CT 和 MRI 扫描有时很难与发生于眼眶的恶性肿瘤相鉴别，需要病理组织学依据来确定诊断。

眼眶炎性假瘤可以累及几乎眶部所有的组织结构，病变累及范围可大可小，而上述依据解剖学部位分型又是根据病变累及范围而制定的，故这种分型具有一定程度的相对性，但其对指导眼眶炎性假瘤的临床治疗还是有价值的。

7. 眼眶炎性假瘤可以与全身其他部位炎性假瘤伴发

眼眶炎性假瘤历经百年研究，人们对其累及范围的认识也逐渐深入。我们在临床过程中通过诊治大量患者发现眼眶炎性假瘤病变累及范围极其广泛，几乎所有的眶部组织都可以受累，包括眶壁骨膜组织和眶壁骨质，尽管眶壁骨质受累罕见。眼眶炎性假瘤不仅可以累及眶内组织，有时也可以累及眼球的组织结构。

研究显示炎性假瘤不仅可以发生于眼眶部位，而且可以发生于肺脏、肝脏、脾脏、肾脏、中枢神经系统、气管等身体的任何部位，故从眼科临床角度出发，根据炎性假瘤累及全身的组织部位不同，建议将炎性假瘤分为眼眶炎性假瘤和眶外炎性假瘤。这种分型提示眼科医生在诊治眼眶炎性假瘤过程中，务必要关注全身其他部位发生炎性假瘤的可能性，以减少漏诊的概率，另外，这也为全身应用糖皮质激素提供了一定的理论支持。

笔者在诊治大量眼眶炎性假瘤过程中发现，大多数眼眶炎性假瘤仅单独发生，而同时伴发全身其他部位炎性假瘤的情况相对少见。眼眶炎性假瘤伴发其他部位发生的炎性假瘤可以远离眼眶而独立发生，但更为常见是与眼眶结构相毗邻的部位，如眶尖部的炎性假瘤可以伴发颅内海绵窦附近组织的炎性假瘤、眼眶炎性假瘤可以伴发鼻窦炎性假瘤等，这种情况可以通过 MRI 扫描得以确认。这种全身其他部位伴发的炎性假瘤，也有助于眼眶炎性假瘤的确诊。

8. 眼眶炎性假瘤可以伴发鼻窦炎症

眼眶炎性假瘤是一种非特异性眼眶炎症，可以发生于任何一个年龄阶段，以成年人多见，男性与女性有相同的易感性。眼眶炎性假瘤可以仅发生于单眼，或同时发生于双眼，或相继发生于双眼，总体而言以单眼发生者居多。

　　眼眶与周围鼻窦相毗邻，各组鼻窦围绕在眶腔周围，仅凭眶骨壁与眶腔相隔，两者关系紧密，故眶内炎性病变有时可以伴发鼻窦的炎性病变，但两者发生的先后顺序不易确定。

　　有关眼眶炎性假瘤与鼻窦炎的相关性研究早在 20 世纪 80 年代就有报道。1980 年，Fortson 等首次报道了 5 例眼眶炎性假瘤侵入上颌窦的病例。1981 年，Eshaghian Anderson 报道了 2 例患有眼眶炎性假瘤且同时有短期鼻窦炎病史的患者。这些研究都提示眼眶炎性假瘤与鼻窦炎之间存在关联。我们也对两者之间关系进行了临床研究，研究中收治了 46 例泪腺炎型眼眶炎性假瘤的患者，其中有 16 例（34.8%）患者同时患有鼻窦炎。在 46 例患者中有 14 例患者伴有筛窦炎，9 例伴有蝶窦炎，8 例伴有上颌窦炎，8 例伴有额窦炎。在这 16 例鼻窦炎患者中，4 例患者曾有鼻炎的病史（10 个月至 15 年不等），10 例患者会偶尔出现鼻塞的症状，还有 2 名患者没有鼻部症状。所有患者均在术后接受了系统的糖皮质激素治疗，且在术后 6 个月的眼眶 MRI 检查中并没有发现复发的征象。在治疗和随访过程中发现患者鼻窦炎症状也得以明显改善。所以，在诊治眼眶炎性假瘤过程中，要关注患者鼻窦炎存在的可能性。

9. 眼眶炎性假瘤临床表现的多样性

　　眼眶炎性假瘤的临床表现取决于炎症侵犯的部位、炎症累及范围、炎症的进展程度及炎症病理类型等多个因素。

较为常见的临床症状为眼红、眼痛、复视、视功能障碍等，个别患者可伴有头痛、头晕等症状。较为常见的体征为：①眼睑肿胀、增厚、充血、上睑下垂，上睑下垂可以由眼睑肿胀后重力作用引起，也可以由提上睑肌本身或其支配神经受到炎症累及所致。②结膜充血水肿，严重者突出睑裂之外，长时间脱垂暴露的结膜组织表面可以发生溃疡，有时由于结膜脱垂且被睑裂夹持时间较久，导致结膜回纳困难，从而需要手术干预。③眼球突出，多由眼外肌和眶脂肪水肿所致。如果眼外肌受累，可以表现为视物重影，眼球运动受限。晚期肌肉纤维化，可以导致斜视的发生。④视神经若受到炎症累及，可以导致视力受损，严重者还会导致失明。⑤眼压升高。如果炎症累及房水外引流通路，可以引起眼压的升高，这种眼压升高，往往随着炎症控制而得到控制；如果病程较长，有时即使炎症得以控制，但眼压仍居高不下，则需要对升高的眼压进行干预。⑥若炎症累及眶尖部，可以导致眶尖综合征或眶上裂综合征的发生。⑦若炎症累及眼球壁，有时表现为巩膜炎、葡萄膜炎或出现相应的眼底改变，具体情况取决于炎性病变累及眼球壁的范围和层次。⑧眼眶炎性假瘤虽然是一类良性疾病，但严重者其临床特征与恶性肿瘤相似。例如硬化型眼眶炎性假瘤发展至终末期，肿瘤样的影响则更加显著，可导致眼眶内纤维结缔组织大量增生，眼眶组织结构破坏，眼眶铸型的发生，同时可以造成患者视力进展性丧失，最终导致患者永久性视力丧失。

尽管眼眶炎性假瘤的临床表现多种多样，千差万别，但不论哪一种临床表现均缺乏诊断特异性，故在诊断眼眶炎性假瘤时需要从各方面综合考虑和判断。

10. 儿童可以发生 IgG4 相关性眼眶炎性假瘤

眼眶炎性假瘤是一种严重危害人类健康的常见眼病。眼眶炎性假瘤的具体病因及发病机制至今不明，使该病临床诊治较为困难。目前，有关眼眶炎性假瘤的病因和发病机制主要有两种假说，即感染假说和自身免疫假说。有相关报道，在眼眶炎性假瘤和眶外炎性假瘤标本中可以检测到感染性微生物的存在，但总体而言所报道的病例数量较少，说服力较弱。相对于感染假说，自身免疫假说因为支持证据较多正逐步得到医学界的关注和认可。

近年来随着"自身免疫性胰腺炎是一种 IgG4 相关硬化性疾病"这一理论的提出，"IgG4 相关性疾病"作为一种新的临床疾病实体已经逐渐得到医学界的广泛接受和认可。血清学检查 IgG4 增高或病变标本免疫组织化学染色显示存在大量 IgG4 阳性的浆细胞是诊断该病最重要的依据。IgG4 是免疫球蛋白 IgG 的亚型之一，含量最低。健康人血清中 IgG4 仅占总 IgG 的 3% ～ 6%。目前已公认 IgG4 在湿疹、大疱性皮肤病和支气管哮喘的发病中起着非常重要的作用。

　　眼眶炎性假瘤可以发生在任何年龄，尤其以成年人多见。一般情况下儿童期发生该病少见。儿童期发生的眼眶 IOIP 是否与 IgG4 有关呢?

　　我们课题组曾接诊过 1 例儿童患者。患儿男性，11 岁，发现左眼红肿 5 年。5 年前发现患儿左眼上睑发红，当地医院诊断为"过敏"，予以药物治疗，治疗后症状明显好转，但症状经常反复发作。4 年前患者发现左眼上睑红肿明显，遂辗转于全国多个城市的多家医院，但均未明确诊断，故来本院就诊。眼部检查：左眼上睑明显红肿，左泪腺区可触及质地中等肿物，2.0 cm × 2.2 cm，边界不清，无触痛。眼眶 MRI 扫描显示：左侧泪腺肿大，边界不清，呈等 T_1 等 T_2 信号影，MRI 扫描呈中等强化影，病变向前累及眼睑、外直肌。考虑炎性病变或淋巴增生性疾病可能性大，建议活组织检查。血清 IgG4 浓度明显升高，为 256 mg/dL（正常值为 4 ~ 87 mg/dL）。全身麻醉下行左眼眶内肿物切除术。术后病理组织学检查显示：左泪腺标本内可见淋巴细胞浸润伴淋巴滤泡形成，有较多嗜酸性粒细胞浸润，伴有不同程度纤维化，符合炎性假瘤改变。免疫组织化学检查显示：IgG（+），IgG4（40 ~ 60 个 /HPF），CD3（+），CD20（+），CD21（+），CD68（+），Ki-67（+），PAS（+）。术后给予患儿甲泼尼龙片 24 mg/d，逐渐减量直至停药。半年后复查血清 IgG4 浓度已降至正常水平。

患儿单侧泪腺发病，手术切除病变泪腺，经免疫组织化学染色显示 IgG（+），IgG4（40～60个/HPF）；手术前血清 IgG4 浓度明显升高，手术后半年血清中 IgG4 水平降至正常，这提示 IgG4 与眼眶炎性假瘤发病有关，也有可能作为监测眼眶炎性假瘤病情变化的检测指标。该病例提示眼科医生在临床接诊泪腺发生病变的儿童时，应将 IgG4 相关性眼眶炎性假瘤列入考虑范畴。

11. 儿童可以发生眼眶炎性假瘤

眼眶炎性假瘤虽为良性疾病，但严重者其临床表现可与恶性肿瘤相似。该病好发于成年人，高发年龄为 40～50 岁，年轻人少见，儿童发病则更为少见。2006 年中山大学眼科中心通过对 1978 年 1 月 1 日至 1999 年 12 月 31 日的 209 例眼眶炎性假瘤患者进行回顾性研究，结果显示 20 岁以下的眼眶炎性假瘤患者共 24 例（11.5%）。河南省眼科研究所通过对 2001 年 1 月至 2007 年 12 月病理室存档的 213 例 214 只眼的儿童眼部肿瘤的病理诊断按性质进行分类，结果显示炎性假瘤仅有 3 例。上述统计学资料提示儿童发生眼眶炎性假瘤极为少见。

我们曾经接诊过 1 例眼眶炎性假瘤患儿，其发病时年龄仅为 2 岁 11 个月，查阅文献显示该病例是至今国内年龄最小的眼眶炎性假瘤患者。家长发现患儿右眼肿胀 2 个月，伴有眼红、眼痛等不适，到当地医院诊治，给予局部点左氧氟沙星滴眼液及口服头孢类消炎药物治疗，症状改善不明显，故来我院就诊。检查显示右眼上睑颞上方可触及 1.5 cm×1.0 cm 大小肿物，范围局限，活动度欠佳，边界清，质地中等，无压痛。眼眶 MRI 扫描显示：右侧泪腺增大伴邻近眼睑增厚、强化，考虑炎性病变可能性大。在全身麻醉下行右眼眶内肿物切除术联合病理检查。术后病理组织学检测结果显示：右眼眶内少量泪腺组织，其内可见急、慢性炎症细胞浸润，泪腺组织萎缩；可见增生的纤维结缔组织及小血管伴大小不等的淋巴细胞、浆细胞、嗜中性粒细胞及少量嗜酸性粒细胞浸润，呈急慢性炎症，局灶结缔组织变性、坏死，可见小血管周围炎。免疫组织化学染色显示：CD79a（少量散在＋），CD20（少量＋），CD3（少量＋），CD4（少量＋），CK（上皮＋），CD21（－），SMA（部分＋），CD68（散在＋），IgG（＋），PAX-5（－），IgG4（－），CD34（内皮＋），Bcl-2（散在＋），P53（－），Ki-67（index5%），κ（个别＋），λ（散在＋），EBV（－）；PAS 染色未见真菌。最终病理诊断为眶内混合型炎性假瘤。

通过查阅相关文献及结合临床诊疗眼眶炎性假瘤的实践，发现儿童眼眶炎性假瘤的发病率低，也缺乏特异性临床表现，在诊断时需要与眼眶蜂窝织炎、良性淋巴上皮病变、淋巴瘤、泪腺结核病等疾病进行鉴别。为此，对发生于儿童的眼眶炎性病变，当药物治疗效果不佳时，建议行病理组织学检查以明确病变性质，确定是否罹患儿童眼眶炎性假瘤。

12. 泪囊可以发生炎性假瘤

眼眶炎性假瘤可发生于眼眶的任何部位，根据其侵犯部位和病变进展程度不同其临床表现多种多样，并且与众多其他眼眶疾病表现类似，严重者与恶性肿瘤的临床特征相似，因此诊断较为复杂，最终确诊需要组织病理学检测。但眼眶炎性假瘤病变单纯累及泪囊较为罕见。

曾经诊治过 1 例中年男性患者。该患者因"右侧泪囊区肿物 2 个月，伴有右眼睑红肿 1 个月"就诊。患者自述 2 个月前无明显诱因发现右眼泪囊区肿块，伴有右眼流泪，右眼泪囊区无明显疼痛；1 个月前右眼睑出现红肿。曾于外院诊断为泪囊炎，接受抗生素治疗，症状未见好转，遂来我院就诊。眼部检查：右眼睑红肿，右侧泪囊区肿胀隆起，可触及肿块（图 3）。泪道冲洗显示右眼泪道阻塞。眼部 B 超检查：右眼泪囊区低回声病变。眼眶 CT 扫描显示：右侧眼睑、颜面部及鼻根部软组织增厚；右侧泪囊区可见团块状软组织密度影，病变累及鼻泪管，泪囊窝增大，局部骨质显示不完整（图 4）。全身麻醉下行泪囊区肿物切除术，术中见病变泪囊体积明显增大，切开病变泪囊，泪囊壁显著增厚，呈鱼肉样外观。病理组织学检查显示：右侧泪囊炎性假瘤。术后给予患者系统糖皮质激素治疗，红肿消退，随访至今未见复发。

本例患者经病理组织学检查确诊为泪囊炎性假瘤，主要表现为泪囊区实性占位性病变，伴有溢泪及泪囊区肿胀等症状，没有其他特征性改变。为此,泪囊炎性假瘤应与慢性泪囊炎、泪囊淋巴瘤、泪囊移行细胞癌及泪囊黑色素瘤等疾病相鉴别。CT 及 MRI 是诊断泪囊区病变重要的辅助检查方法,可以显示病变累及部位和范围,同时为了解病变性质提供有价值的影像学信息。病理组织学检查是确定诊断的金标准。对于经抗炎治疗无效的泪囊区占位性病变,手术切除加病理组织学检查不仅可以明确诊断,而且可以切除病变,提升治疗效果。

尽管泪囊区炎性假瘤较为罕见,但也可以发生,故在临床工作中对发生于泪囊区的炎性肿块性病变,要考虑到泪囊炎性假瘤的可能性。

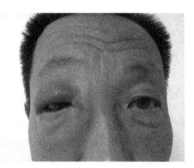

图 3 右眼泪囊区隆起,眼睑红肿

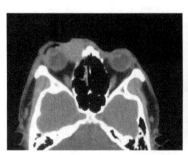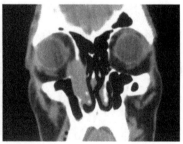

图 4 CT 显示右眼泪囊区占位性病变,病变累及右侧鼻泪管

13. 眼球壁可以发生眼眶炎性假瘤

眼眶炎性假瘤是一种较为常见且病因未明的非特异性炎症性疾病。眼眶炎性假瘤大多数为单侧发生，双侧发生者少见，病变可以累及一侧或双侧眶内各种软组织，包括眶脂肪、泪腺、眼外肌等，还可合并葡萄膜炎和鼻窦炎等炎性病变。眼眶炎性假瘤临床表现变化多样，既可波及全眶，也可只累及眶内某一组织；既可表现为急性，也可表现为亚急性、慢性或复发性；既可类似于感染性炎性反应，又可表现为肿瘤样特征。

累及眼球壁的眼眶炎性假瘤少见，患者常因为诊断不明确而无法得到规范、合理的治疗，导致病程反复发作，迁延不愈，甚至发生漏诊、误诊。

曾经接诊过 1 例巩膜发生炎性假瘤的患者。该患者中年男性，因"右眼眼红、畏光 2 年"就诊。患者 2 年前就诊于当地医院，诊断为"右眼巩膜炎"，给予糖皮质激素类眼药水滴眼及局部注射治疗，症状无好转。眼科检查：右眼结膜充血、轻度水肿，巩膜弥散性充血，表层巩膜增生肥厚，压痛（±），KP（−），tyn（−）。眼眶 MRI 扫描显示：右侧眼眶内上象限异常信号影，累及眼球、上睑，巩膜炎可能性大，待除外淋巴增生性病变。眼科彩色多普勒超声扫描显示：右眼上方及鼻上方球壁可探及低回声病变，球壁回声增厚，CDFI 未见明显血流信号，提示右眼球壁病变。全身麻醉下行右眼眶内肿物切除联合病理组织学检测，术中见巩膜壁增厚，呈鱼肉样外观，质较脆，几乎累及巩膜全层。手术后标本病理组织学检查显示：炎性假瘤。手术后给予系统性糖皮质激素治疗，右眼临床表现消失，随访至今未见病情复发。

本例患者不仅巩膜周围受到炎性假瘤的累及，同时，眼球影像学资料显示，以及手术时取材所见，巩膜壁全层几乎都受到了累及，以此提示有些巩膜炎，其本质可能就是眼眶炎性假瘤的一种类型，即眼眶炎性假瘤可以累及巩膜壁。

对于临床上诊断"巩膜炎"的患者，若症状反复发作、治疗效果不佳，进行影像学检查十分必要，必要时需要手术活检，不仅可以明确病变性质，有时也可以明确病因，为临床有效治疗奠定基础。

14. 眼眶炎性假瘤可以累及眶壁骨质

眼眶炎性假瘤是临床上较为常见的良性非感染性眼眶炎性病变，也是成年人眼眶痛性肿块最常见的原因。IOIP 的临床表现多样，可为急性炎症性病程，也可为亚急性、慢性或复发性病程；可呈局限性肿瘤样特征性病变，也可呈弥散性炎性病变，并可侵犯眼眶内所有的软组织。它能够累及眶壁骨质吗？

我们课题组对一系列眼眶炎性假瘤患者进行手术，手术中发现眼眶炎性假瘤可以累及眶内几乎所有的软组织，并且发现眶骨骨膜也经常受累，受累的骨膜组织增厚，质地一般较韧，有时呈皮革状外观。在我们的临床过程中，能够累及眶壁骨质的眼眶炎性假瘤，迄今仅遇见过 2 例。在 2 例患者中，1 例为老年女性，1 例为中年女性，都呈急性病程，MRI 和 CT 扫描均可见泪囊区占位性病变，伴有骨质破坏，手术前眼眶影像学扫描结果均提示为恶性病变。手术后病理组织学检查结果却均为眼眶炎性假瘤。其中 1 例中年女性患者，女性，48 岁。主因"右眼内眦部红肿半年，发现泪囊区肿物 3 个月就诊"，于 2019 年 6 月至我院住院治疗。患者半年前出现右眼内眦部红肿，轻度压痛，3 个月前发现右侧泪囊区肿物，未予诊治。自述有高血压、高血脂病史 7 年。体格检查：全身未触及肿大淋巴结。眼部检查：右眼泪囊区可触及约 10 mm × 8 mm 肿物，质硬，活动度差，边界欠清，无压痛（图 5）。泪道冲洗：右侧上冲上返，下冲下返。眼眶 CT 扫描显示：右侧泪囊区占位性病变，眼眶内下壁骨质破坏（图 6）。眼眶 MRI 扫描显示（图 7）：右侧眼眶泪囊及鼻泪管区可见不规则形肿块，边界清晰，大小约 27.2 mm × 15.6 mm × 26.6 mm，病变与脑灰质相比，T_1WI 呈等、低信号，T_2WI 呈等、低信号，信号不均匀，DWI 呈等、低信号，ADC 图呈低信号，增强后病变明显均匀强化，动态强化曲线呈平台型；病变累及右侧内直肌、下斜肌、下直肌及下眼睑，右侧眼球受压前移。入院诊断：右眼泪囊区肿物（淋巴瘤待排）。经患者同意后，在全身麻醉下行右侧眶内肿物切除术，术中见肿物累及泪囊区、鼻泪管及眶内鼻侧组织，并见眼眶内下骨壁骨质有破坏。病理组织学检查结果：致密纤维结缔组织慢性炎症，伴纤维化、灶状淋巴细胞、浆细胞聚集浸润；免疫组化染色结果显示 ALK（−）、Bcl-2（+）、CD138（−）、CD20（+）、CD21（FDC 网+）、CD3（+）、CD34（血管+）、CD38（+）、CD43（−）、CD45RO（+）、CD68（−）、CD79α（+）、CK（−）、IgG（+）、IgG4（−）、Ki-67（+）、P53（−）、PAX-5（+）、SMA（+）、κ（+）、λ（弱+）、EBER（−），结合 HE 染色及免疫组化染色结果，本例患者病理组织学结果诊断为炎性假瘤。术后给予患者口服糖皮质激素治疗，随访至今未见复发。这也证实了眼眶炎性假瘤是一种病变行为学，类似肿瘤但病理组织学上为炎症改变的眼眶疾病。该病例再次提示病理组织学检查在确诊眼眶炎性假瘤过程中的重要性，且病理组织学依据是确诊眼眶炎性假瘤的金标准。

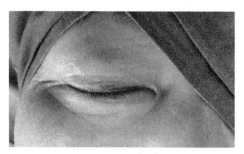

图 5　患者外观可见右侧泪囊区肿胀隆起

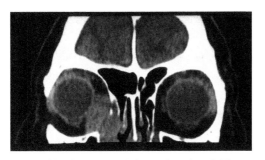

可见右侧泪囊区占位，并有眼眶内下壁骨质破坏。

图 6　眼部 CT 扫描结果

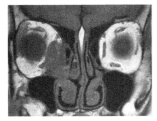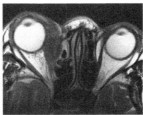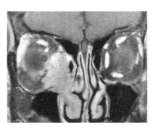

右侧眼眶泪囊区及鼻泪管区可见不规则形肿块，边界清晰，病变累及右侧内直肌、下斜肌、下直肌及下眼睑。

图 7　眼部 MRI 扫描结果

15. 眼眶炎性假瘤可以导致永久性视力损害

眼眶炎性假瘤可以累及眼部所有的软组织，根据病变累及范围及病变严重程度不同，可以有不同的临床表现。对于多数眼眶炎性假瘤患者而言，只要早期诊断，以及时治疗，一般都不会对其视力产生永久性的损害；但在一些特殊情况下，眼眶炎性假瘤可以造成永久性视力损伤，严重者可以导致完全失明。眼眶炎性假瘤导致视力永久性损害的原因，主要包括：①病变较重、发病较急、炎症病变引起眶压升高可直接对视神经造成难以恢复的永久性损伤。②病情较为特殊，对常规治疗反应差，使得药物控制病情的效果不佳，导致视神经损害性因素持续存在，引起视功能障碍，视力减退甚至丧失。③病变累及眼球壁后极部、眶尖部等与视神经密切相关部位的组织结构，可导致视神经受损。如果病变累及眼球壁后极部的炎性假瘤，可以导致眼球壁全层受累；如果病变主要累及后极部黄斑区，可以导致视力明显受损，这种损害有时呈不可逆性；如果病变累及视神经，主要表现为视力减退、视野缺损，MRI 扫描结果可见受累视神经增粗，增粗的视神经可被强化；如果病变累及眶尖部，不仅视神经受损表现为视力减退或丧失，而且还可以表现为眼球运动障碍及上睑下垂等动眼神经受损样改变。④对于病理组织学分型为硬化型眼眶炎性假瘤的患者，病变往往会造成眶内组织发生纤维增生性硬化，这种硬化的病变组织对视神经造成直接挤压，导致视神经萎缩变细，视力减退，严重者会发生视力永久性丧失。

16. 眼眶炎性假瘤可以导致眼压升高

眼眶炎性假瘤是一种累及范围广泛、临床表现多样的疾病。眼压是维持眼球正常结构和功能的必要因素之一。很多原因均可以引起眼压升高，包括原发性因素和继发性因素。在引起眼压升高的众多继发性因素中，眼眶炎性假瘤也是因素之一。在临床工作中，每年都会诊治大量的眼眶炎性假瘤患者，总体而言，能够引起眼压升高的眼眶炎性假瘤占比较少。如果眼压升高得不到及时控制，可能会对眼部结构和功能产生破坏作用，故应对眼压升高给予重视。

从临床角度出发，我们推测眼眶炎性假瘤引起眼压升高的机制可能有以下几种：①由于炎症累及眼球壁及其周围组织，也可以累及小梁网等组织结构，导致房水外引流通路功能障碍，引起眼压升高。②由于眶内炎症波及与房水引流相关的静脉血管，如弥散性眼眶炎性假瘤，或者由于眶内病变（如硬化型眼眶炎性假瘤压迫静脉血管）导致房水外引流障碍，引起眼压升高。③在眼眶炎性假瘤治疗过程中，由于糖皮质激素治疗所产生的不良反应，也可以引起眼压升高，这就是为什么在治疗眼眶炎性假瘤过程中，强调要密切监测患者眼压的目的所在。对于前两种情况，如果眼眶炎症假瘤的病情得以控制，眼压一般可以恢复正常；而对于第三种情况，一般停用糖皮质激素药物后，绝大多数患者眼压均可以慢慢恢复正常。

在判断引起眼眶炎性假瘤患者眼压升高的因素时，也应该注意其他可能引起眼压升高的因素，如高眼压症、原发性青光眼、颈动脉海绵窦瘘等。高眼压症和原发性青光眼一般均为原发性疾病，缺少眼部炎症性改变且具有较为典型临床表现；颈动脉海绵窦瘘眼部表现有时类似眼眶炎性假瘤，眼压也可以升高，通过眼眶 MRI 和脑部 DSA 检查可以明确诊断。

17. 眼眶炎性假瘤的影像学检查

眼眶炎性假瘤的病变几乎可以累及眼部所有的组织结构，临床表现多种多样，病情变化十分复杂。从病理组织学角度而言，眼眶炎性假瘤根据其病变组织中成分含量的多少一般可以分为 3 种类型，即淋巴细胞浸润型、硬化型及混合型。眼眶影像学检查在诊断特异性眼眶炎性假瘤中具有重要价值，尤其是 MRI 和 CT 扫描在诊断眼眶炎性假瘤中具有不可替代的作用。由于眼眶炎性假瘤多侵犯眼部的软组织，而对眶壁骨质侵犯则较为罕见，故建议在条件允许情况下，首选 MRI 扫描对特发性眼眶炎性假瘤进行检查为妥；当考虑到眼眶骨壁受到病变累及时，可以补加 CT 扫描。在采用 MRI 扫描时为了更好地了解病变的侵袭部位、病变与周围组织关系及提高检出率，常规建议采用水平位、冠状位和矢状位联合扫描，并建议同时行 CT 增强扫描，这种扫描方式对眼眶炎性假瘤的诊断和鉴别诊断有益。

眼眶炎性假瘤根据病变组织所含有的细胞组织成分的不同，T_1WI 和 T_2WI 表现不同。病理改变为以淋巴细胞浸润为主的炎型假瘤，一般情况下，MRI 检查 T_1WI 显示为低或中等信号强度，T_2WI 为高于或等于脂肪的信号。以纤维硬化为主的炎型假瘤因胶原纤维成分较多，一般情况下，病变在 T_1WI 和 T_2WI 均为低信号。

如果病变累及眼睑，表现为眼睑水肿增厚；病变累及泪腺，表现为泪腺体积增大；病变累及眼外肌，表现为肌肉增粗；病变累及巩膜，表现为眼球壁增厚；病变累及视神经，表现为视神经增粗。强化扫描时，可见受累及的病变组织被强化。

尽管 MRI 可以为眼眶炎性假瘤的诊断提供很重要的参考信息，但是眼眶炎性假瘤的 MRI 影像学检查并无诊断特异性，需与一些其他疾病相互鉴别，如淋巴瘤、泪腺结核、泪腺良性淋巴上皮病变、眼眶蜂窝织炎等，仅凭影像学来确定诊断，有时会导致误诊的发生，故对 MRI 影像学诊断为眼眶炎性假瘤，而糖皮质激素药物治疗效果不佳时，建议行病理组织学检查，进一步明确诊断。

18. 眼眶炎性假瘤的鉴别诊断

眼眶炎性假瘤的诊断在一定意义上是排他性，需要鉴别的疾病有多种，如眼眶感染性疾病、甲状腺相关眼病、原发或继发恶性肿瘤、Wegener's 肉芽肿病变及某些累及眼眶的全身系统性疾病等。

眼眶蜂窝织炎、甲状腺相关眼病及眼部淋巴瘤等疾病是最常见的容易与眼眶炎性假瘤混淆的疾病。眼眶蜂窝织炎是一类可以危及患者生命的眼科疾病，一般呈急性病程，眼部表现为典型的红肿、热痛等症状，当病变较重或炎症控制不佳时，可以形成睑部或眶部脓肿，患者可以伴随有发热、外周血白细胞增高等表现，抗生素治疗有效。而眼眶炎性假瘤一般外周血白细胞正常，且对抗生素治疗无反应。甲状腺相关眼病是一种自身免疫性疾病，多双眼发病，大多数患者存在甲状腺功能异常，而眼眶炎性假瘤一般单眼发病多见，甲状腺功能正常。眼眶炎性假瘤有时与一些淋巴瘤极难鉴别，确诊需要病理组织学依据。

眼眶炎性假瘤对糖皮质激素治疗的反应敏感性通常也可作为诊断和鉴别诊断依据之一，被称为激素诊断性试验，因为大多数需要鉴别的疾病对糖皮质激素治疗的反应都不如本病敏感和迅速；但该方法也存在一定非特异性及假阳性，所以在诊断眼眶炎性假瘤时需要结合病史、临床表现、影像学及实验室检查等，甚至需要病理组织学检查结果来确定最终诊断的依据。

需要与眼眶炎性假瘤鉴别的恶性肿瘤除了常见的发生于眼部的淋巴瘤外，极少数情况下泪腺腺样囊性癌也可以被误诊为眶部炎性假瘤，对于怀疑泪腺区炎性假瘤而糖皮质激素治疗效果不佳者，建议采用病理组织学检查以明确诊断。

19. 全身应用糖皮质激素治疗眼眶炎性假瘤

眼眶炎性假瘤的临床表现多种多样，变化万千。目前多认为自身免疫异常是其主要的发病机制，但该病具体的病因及发病机制至今未明，因此，该病的治疗主要是对症治疗，治疗手段主要包括药物治疗、放射治疗和手术 3 个方面。在药物治疗方面，糖皮质激素被认为是最为常用的一线治疗药物和首选治疗药物。给药方式主要包括全身给药和局部给药两种；前者又包括静脉注射和口服两种途径。

可用于眼眶炎性假瘤静脉注射的糖皮质激素有地塞米松、甲泼尼龙、泼尼松龙等。Kau 等报道了 1 例甲泼尼龙静脉注射治疗眼眶炎性假瘤（上斜肌炎）效果良好，剂量为 1 g/d×3 d，然后改为口服泼尼松龙，症状迅速缓解，激素逐渐减量。治疗后 6 周症状显著改善，CT 扫描显示上斜肌肿胀消失，随访 1 年无复发。因此，Kau 等认为静脉注射甲泼尼龙是一种有效的治疗方法。

口服糖皮质激素是一种治疗眼眶炎性假瘤常用方法。有文献推荐口服泼尼松剂量为 60～100 mg/d，若出现糖皮质激素抵抗，可以将剂量应用到 120 mg/d 以上，后续逐渐减量，持续数周至数月。当糖皮质激素治疗有效时，患者病情迅速好转，症状可在 1 周内消失。对于复发性患者药物应增加到能够控制炎症的治疗剂量，由于病情反复，用药时间常达数月，但应限制在 3 个月以内。

这 10 年来，在临床中诊治了大量的眼眶炎性假瘤患者，鉴于眼眶炎性假瘤的发病机制、自然病程、用药的舒适性和便捷性等综合因素，常规推荐口服糖皮质激素对眼眶炎性假瘤患者进行治疗。一般选用甲泼尼龙或泼尼松作为首选治疗药物。鉴于糖皮质激素的安全性和药物的毒副作用，常采用的剂量一般为口服甲泼尼龙 24 ～ 32 mg/d，对于病情严重者可以适当增加药物剂量；口服药物一般经过 7 ～ 14 天，根据病情变化逐渐减量，若病情较重，可以适当延长服药时间。

通过对患者的随诊观察，发现对大多数患者而言，通过口服糖皮质激素治疗都可以获得较为满意的效果；同时也发现该治疗方案对纤维硬化型眼眶炎性假瘤疗效欠佳。由于治疗所采用的剂量相对较小，故在临床工作中有关糖皮质激素导致的药物不良反应极少遇见。

20. 眶内注射糖皮质激素治疗眼眶炎性假瘤

有文献报道，采用眶内注射糖皮质激素可以治疗多种眼部疾病，主要包括毛细血管瘤、甲状腺相关眼病、黄色肉芽肿等。近年来，有关眶内注射糖皮质激素治疗眼眶炎性假瘤的文献逐渐增多。Leibovitch 等报道了 10 例眼眶炎性假瘤患者，男女各 5 例，4 例患者表现为眼眶前部肿块，6 例表现为泪腺炎。经眶内注射曲安奈德，曲安奈德注射剂量为 20 ～ 40 mg/mL，注射部位为肿块内或肿块旁，4 周 1 次，直至症状消失；在平均 9.8 个月的随访中 8 例完全治愈；1 例症状改善，无不良反应出现；仅 1 例无效且出现恶心呕吐。因此，Leibovitch 等认为眶内注射糖皮质激素是治疗眼眶炎性假瘤的有效方法，对于眼眶前部炎性假瘤和口服激素反应良好，但不能耐受全身不良反应的患者可以作为一线治疗措施。

在日常临床工作中，目前我们已将眶内注射糖皮质激素药物治疗眼眶炎性假瘤作为一种常规的治疗方案。对于有明显全身糖皮质激素药物应用禁忌者，眼部病变病情较轻者或口服糖皮质激素药物治疗即将停药，为巩固疗效防止病情复发者，可以采用眶内糖皮质激素药物进行局部注射治疗。注射用糖皮质激素药物可以选择曲安奈德或地塞米松磷酸钠注射液，一般以后者最为常用。曲安奈德眶内注射剂量介于 20 ~ 40 mg/mL，4 周 1 次，一般 3 ~ 4 次，多数患者可以收到较为理想的治疗效果。

尽管眶内注射可以减少糖皮质激素全身应用所致药物不良反应的发生，但它可以导致一些相对少见的局部并发症，如眼睑坏死、皮下脂肪萎缩、眶内出血、青光眼，甚至血管栓塞引起的视力丧失等。对眶内注射技术的掌握、进针部位的恰当选择及糖皮质激素剂量把控等都有助于降低其并发症发生的风险。另外，眶内注射完成后，让患者适当按压注射眼有助于减少眶内出血及其导致眼部损害的发生。

21. 糖皮质激素治疗眼眶炎性假瘤的不良反应

糖皮质激素是治疗眼眶炎性假瘤的首选药物。使用得当糖皮质激素的治疗效果较为良好，使用不当或由于一些不可控制因素的影响，有时也可以出现一些糖皮质激素药物的不良反应。文献显示与糖皮质激素药物有关的主要不良反应包括：①发生感染和感染播散；②因抑制蛋白质合成，阻滞胃黏膜的修复，可引起和加重消化性溃疡，甚至诱发出血和穿孔；③因抑制蛋白质合成，引起机体负氮平衡，抑制生长发育；④类似肾上腺皮质功能亢进症，如向心性肥胖、满月脸、痤疮、多毛、无力、低血钾、高血压、糖尿病等；⑤对下丘脑 - 垂体 - 肾上腺皮质系统的抑制作用。

近年来，在临床应用糖皮质激素治疗眼眶炎性假瘤的过程中，严格把控糖皮质激素的用量，与糖皮质激素药物相关不良反应的发生极少遇见。在所遇见的糖皮质激素不良反应中，眼压升高较为常见，眼压升高既可以由眼眶炎性假瘤病变本身引起静脉回流障碍所致，也可以因糖皮质激素的药物不良反应；若为前者，随着病情控制，眼压一般可以逐渐降低恢复正常；若为后者，随着糖皮质激素用量的减少或停用，眼压往往会逐渐恢复正常。为此，在应用糖皮质激素过程中，要持续监测眼压变化，若发现眼压升高，可以给予降低眼压药物进行治疗。

我们课题组在采用糖皮质激素治疗眼眶炎性假瘤过程中，有 2 例与糖皮质激素相关较为严重的药物不良反应的案例。1 例患者服用甲泼尼龙片，初始剂量 6 片，服用 1 个月逐渐减为 4 片时，患者发生了肝功能损害，经内科治疗 1 月余肝功能才得以恢复；另外 1 例患者未遵从医嘱，在家自行服用甲泼尼龙片 17 个月，诱发了一侧股骨头坏死。对上述 2 例发生糖皮质激素药物不良反应的病例进行分析，可见第 1 例患者可能与自身体质对糖皮质激素的敏感性有关，而第 2 例患者则是由于服用糖皮质激素剂量过大有关。因此，临床上在应用糖皮质激素时，应该权衡利弊谨慎选择，在用药时应该合理控制药物剂量，控制用药时间，在取得治疗效果的同时尽量减少其不良反应的发生。

22. 眼眶炎性假瘤的手术治疗

眼眶炎性假瘤一般采用药物治疗，其中糖皮质激素是治疗眼眶炎性假瘤的首选一线用药。除药物治疗以外，手术也是眼眶炎性假瘤较为常见的一种治疗手段。

眼眶炎性假瘤手术的治疗目的主要包括以下几个方面。①通过手术可以明确诊断。由于眼眶炎性假瘤的表现缺乏特异性，有时需要与许多疾病进行鉴别诊断，在与这些疾病进行鉴别诊断时仅凭临床表现和影像学检查结果是不够的，此时只有通过病理组织学检查，才能达到最终确定诊断的目的。对于一些糖皮质激素治疗效果欠佳或无效的患者，或者在治疗过程中病情存在反复的患者，应该及时通过手术行病理组织学检查，这样才能够明确诊断，降低或避免误诊的发生。在 1 例青年男性患者中，因右眼眼睑红肿 1 个月，眼眶 MRI 扫描显示泪腺肿大及眼睑肿胀，考虑眼眶炎性假瘤可能性大；给予患者糖皮质激素治疗，服药半个月眼睑红肿明显消退，继续服药后，患者眼睑红肿并未减轻，反而略微加重，故再次行眼眶 MRI 扫描检查，结果显示病变泪腺较前增大，仍提示眼眶炎性假瘤可能性大。根据患者的病情发展，建议患者行手术切除联合病理组织学检查，手术后病理诊断为泪腺腺样囊性癌，后建议患者行眼眶局部放射治疗，随访至今病情控制良好，未见肿瘤复发。②对于病变较为局限的眼眶炎性假瘤或仅局限于眼眶某一组织的炎性假瘤，通过手术就有可能切除病变，手术后再适量给予糖皮质激素治疗，往往可以达到治愈的目的。

有关眼眶炎性假瘤手术的潜在风险也应该予以关注。对于病变局限于眼眶深部，尤其是眶尖部的眼眶炎性假瘤，手术操作风险较高，故是否手术需要根据手术者的操作技术而定；而对于弥散性眼眶炎性假瘤，由于病变累及范围广泛，手术一般无法全部切除，故此时手术目的以切除病变组织进行病理组织学检查明确诊断为主，此时手术者要掌握好手术切除部位和切除范围，以确保手术安全。

在具体实施眼眶炎性假瘤手术时，应该把握好手术的指征，尽可能防范手术并发症的发生。另外，手术后一般仍需要进行系统的糖皮质激素治疗，以提高眼眶炎性假瘤的治愈率，降低其复发率。

23. 眼眶炎性假瘤的放射治疗

对于糖皮质激素治疗无效或糖皮质激素治疗后复发的 IOIP 患者及有糖皮质激素治疗禁忌证者，可考虑放射治疗。文献报道眼眶炎性假瘤放射治疗的有效率为 66.7% ～ 87.5%。

Orcutt 等对 22 例 IOIP 患者 24 只眼进行眶部放射治疗，其中 18 例患者曾接受泼尼松龙治疗效果不佳，2 例患者由于糖皮质激素不良反应直接选择放射治疗，剩余 2 例患者不接受长时间的糖皮质激素治疗。放疗剂量为 25 Gy，1 周 5 天，共 15 天。结果显示 11 只眼（46%）患者完全治愈，7 只眼（29%）部分治愈，6 只眼（25%）无效，有效率为 75%。

Matthiesen 等对 17 例眼眶炎性假瘤患者的 21 只眼（1 例失访，统计时被排除在外）进行回顾性研究，其中 14 例糖皮质激素治疗失败，2 例拒绝糖皮质激素治疗或有糖皮质激素禁忌证。局部外放射治疗剂量为 14 ～ 30 Gy，中位剂量为 20 Gy。放疗后，14 例（87.5%）患者比放疗前临床症状改善和（或）可以减少糖皮质激素用量。放疗后 13 例（81.2%）患者临床症状持续改善，其中 9 例患者完全停用糖皮质激素，4 例患者糖皮质激素减量。3 例（18.7%）患者经放疗后症状不能达到长期控制，仍需要给予放疗前相同剂量糖皮质激素治疗；3 例患者 4 只眼接受再次放疗，其中 2 例患者病情达到长期控制，无糖皮质激素依赖，1 例患者进行单眼共 4 次放疗，也达到病情长期控制，在再次放疗的病例中未观察到明显的迟发效应。因此，Matthiesen 等认为放疗可以有效改善急性期症状，并可以长期控制病情；当一次放疗效果不明显时，继续进行一次或多次放疗仍有一定的临床意义。

在临床中对糖皮质激素治疗效果不佳，尤其是硬化型眼眶炎性假瘤，或者全身情况无法接受糖皮质激素治疗者，建议患者去放疗科会诊，接受眼眶局部放射治疗。总体而言，接受放射治疗的眼眶炎性假瘤患者的比率较低，但放射治疗仍是临床处置眼眶炎性假瘤的一种备选方案。

24. 眼眶炎性假瘤放射治疗的并发症及防治

眼部放射治疗是一把双刃剑，既可以控制病情的发展，也可以引起一些与放射治疗相关的并发症。眼部放射治疗的并发症较为常见的有放射性眼睑皮肤损伤、放射性角结膜病变、辐射性白内障、放射性视网膜病变及放射性视神经病变等。放射性眼睑皮肤病变和放射性角结膜病变多见于放射治疗过程的早中期，而辐射性白内障、放射性视网膜病变和放射性视神经病变等并发症可以在放射治疗的任何阶段（如放射治疗早期、中晚期，放射性治疗结束后几个月甚至几年后）出现，放射治疗并发症的发生主要与放射剂量和个体对放射性治疗的耐受性有关。

放射性眼睑皮肤损伤可以表现为眼睑皮肤充血潮红，严重者可以发生溃疡，甚至可以导致眼睑皮肤切口愈合障碍。放射性角结膜损伤可以表现为结膜充血、干涩、角膜上皮剥脱，严重者角膜可以发生溃疡、新生血管和混浊等改变。辐射性白内障主要表现为视力下降、晶状体混浊。放射性视网膜病变主要表现为眼底视网膜水肿、皱褶、渗出、出血点、出血斑，严重者可以导致玻璃体视网膜增生，引起视网膜脱离，如果处理不及时可以发生眼球萎缩。放射性视网膜病变有时需要与糖尿病性视网膜病变相鉴别，放射治疗病史与糖尿病病史相鉴别。放射性视神经病变主要表现为视力下降、视野缺失及视神经萎缩。

对于放射性眼部并发症而言，预防是最好的治疗措施。近年来，我们课题组为了预防潜在放射性眼部并发症的发生，在患者开始接受放射治疗时，对可能出现的并发症给予患者一些有针对性的治疗。如给予患者一些促进角结膜上皮修复的滴眼液，以预防角结膜病变；给予患者一些治疗晶状体混浊的滴眼液，以预防白内障的发生。为了预防放射性视网膜及视神经病变，可常规给予患者服用一些能改善微循环和营养神经的药物。对于发生视网膜新生血管的患者，给予病变处激光治疗；如果发生增生性玻璃体视网膜病变，可以行玻璃体切割治疗。放射治疗有其难以完全避免的并发症，在临床上通常采用上述预防性措施，目前观察的一组接受放射性治疗的患者，总体效果较为理想。为此，我们认为放射性眼部并发症的治疗，重在预防。

25. 眼眶炎性假瘤的复发

眼眶炎性假瘤是一种临床上较难处理的疾病，其中病情复发是其难以处理的原因之一。Mombaerts 等做了一项回顾性研究，共观察 32 例眼眶炎性假瘤患者，27 例患者初始治疗即应用糖皮质激素，其中 21 例患者对糖皮质激素治疗有反应。对糖皮质激素治疗有反应的 21 例患者中有 11 例患者复发，10 例治愈。

眼眶炎性假瘤是一种常见疾病，有关其治疗后的复发问题也经常遇见。眼眶炎性假瘤的复发主要有以下 3 种情况。第一种情况，在治疗过程中发生的复发，即在糖皮质激素给药过程中，药物还没有停用，仅在药物减量过程中，就发生了病情复发；对于这种复发的患者，可以适当增加给药剂量，并延长给药维持时间，然后再逐渐减量，一般可以获得较好的治疗效果。第二种情况，在停药后发生复发，对于这种情况的患者，可以重新启动再一疗程的治疗。如果患者反复发作，说明患者病情较重，也说明患者对糖皮质激素治疗的反应性欠佳，此时再用糖皮质激素治疗效果一般欠佳，并可能增加糖皮质激素治疗的药物不良反应；对于这种情况的患者，可以在内科协诊的情况下，酌情使用免疫抑制剂，也可以推荐患者接受局部放射治疗。第三种情况，对于一些较为局限的眼眶炎性假瘤，如局限性团块状或泪腺型眼眶炎性假瘤，经药物治疗发者，可以采用手术切除病变组织，然后再给予糖皮质激素治疗的方案，往往可以明显降低其复发率。

最近 10 余年，通过对大量眼眶炎性假瘤患者进行了临床观察，并对治疗经验进行了回顾和总结，认为眼眶炎性假瘤虽然复发率较高，但经过系统规范性治疗，总体而言，眼眶炎性假瘤治疗效果一般可以接受。

26. 眼眶炎性假瘤的后遗症

眼眶炎性假瘤是一种病因未明、临床表现多种多样的难治性疾病。由于该病病因未明，至今所采用的治疗方法多为对症治疗，故有些患者的治疗效果不佳。由于眼眶炎性假瘤病变累及范围广泛，几乎可以累及眼部所有的组织结构，并可造成受累眼部结构持久性损害，因此势必会导致眼眶炎性假瘤的后遗症发生。

眼眶炎性假瘤后遗症的发生与病变的轻重、病变的累及部位及病变的病理组织学类型等因素有关。常见后遗症包括：①眼球歪斜和复视。由于炎症累及眼外肌，可以导致病变肌肉增粗，晚期发生纤维化，引起眼球运动障碍，同时可以伴有复视。对于一些纤维硬化型眼眶炎性假瘤，往往由于眼眶内组织广泛发生纤维化，造成眶内铸型样改变，导致患者眼球几乎可以完全丧失运动功能，患眼呈固视状态。②视功能损害。一些炎性假瘤，尤其是累及视神经、眼球后极部球壁和眶尖部的炎性假瘤，有时病情较重或处理不当，可以导致视神经不同程度萎缩，视乳头颜色浅淡，甚至苍白，造成患者视功能的损害，视力下降，严重者视力可完全丧失。③眼球突出。由于眶内病变组织增生，有时即使眶内炎症已经得到控制，这些增生的病变组织仍未能完全吸收，故眼球在一定程度上仍然呈一种突出状态。④眼球内陷。对于一些纤维硬化型眼眶炎性假瘤，晚期由于眼眶内组织发生纤维化和挛缩，造成眼球内陷的发生。⑤眼压升高。眼眶炎性假瘤由于炎症累及房水的循环通路，可以引起眼压升高；当炎症得到控制后，大多数升高的眼压可以恢复正常，也有少数难以控制，有发展为继发性青光眼的可能。另外，在采用糖皮质激素治疗眼眶炎性假瘤的过程中，也要考虑到糖皮质激素本身导致眼压升高的可能，这种情况一般在停药后，升高的眼压往往会恢复正常，故在临床治疗眼眶炎性假瘤过程中，要密切监测眼压的变化。⑥其他一些后遗症，包括眼睑增厚、眼睑位置异常等。待患者眼眶炎性假瘤完全得以控制、病情稳定后，针对一些后遗症可以考虑手术矫正，此时手术主要目的在于改善患者的外观。

泪腺良性淋巴上皮病变

27. 泪腺良性淋巴上皮病变病因及发病机制的有关假说

良性淋巴上皮病变（benign lymphoepithelial lesion，BLEL），亦称 Mikulicz 病，是指淋巴细胞对泪腺和涎腺弥漫性的浸润，导致腺体内淋巴细胞增生浸润、腺体实质萎缩、肌上皮基底细胞在腺导管内的增生浸润引起的良性病变。在眼眶疾病的范畴中，BLEL 主要累及泪腺组织，并以双侧或单侧泪腺肿大及无痛性眼睑肿胀为主要临床表现。目前该病具体病因及发病机制尚未阐明。从病理学、感染学、免疫学、流行病学、分子生物学等多方面对该病的病因及发病机制进行总结，有关其病因及发病机制的假说主要包括上皮 - 肌上皮岛假说、病毒诱导假说、自身免疫假说、性激素紊乱假说、IgG4 相关假说等。这些假说都可以从不同侧面对良性淋巴上皮病变的病因及发病机制进行解释，但仍存有一定争议，有待更深入研究。

（1）病理学角度：上皮－肌上皮岛假说

1953年，Morgan等在分析了BLEL患者病理组织切片后提出"上皮－肌上皮岛"的概念，并认为导管上皮和肌上皮细胞增生的异常形态为该病灶所特有。涎腺BLEL的四大组织学特征包括腺体萎缩、腺体淋巴细胞增生浸润、腺导管内肌上皮岛浸润及腺管扩张，其中腺导管的扩张性改变更是BLEL的特征性变化，导致腺导管损伤的机制主要有肌上皮浸润增生假说、基底细胞浸润增生假说和上皮－肌上皮岛浸润假说。有学者认为这些假说的分歧主要在于基底细胞和肌上皮细胞是否是功能独立的细胞系。而Ihrler等在对12例BLEL患者和8例正常人的腮腺标本进行分析后认为，该组织中基底细胞与肌上皮细胞是两种形态和功能均独立的细胞，在慢性炎性反应的刺激下基底细胞发生反应性增生，并异常分化成复层网状上皮细胞，且病变细胞内角蛋白也具有明显的变异。这样的异常分化导致腺管发生囊样扩张，腺泡细胞萎缩。Miracco等也认为肌上皮细胞不参与腺管的损害。以上研究强调基底细胞浸润增生是腺管损伤的发病机制，是BLEL发病的原因。值得注意的是，国内外文献主要报道了涎腺良性淋巴上皮病变中发现上皮－肌上皮岛改变，但泪腺良性淋巴上皮病变发现上皮－肌上皮岛改变的报道较少。因此不排除发生BLEL的泪腺有与涎腺一样的病理组织学改变的可能，即上皮－肌上皮岛结构不是诊断泪腺 BLEL 的必要条件。

（2）感染学角度：病毒诱导假说

病毒感染与 BLEL 发病的关系，主要集中在 EB 病毒、丙肝病毒和 HIV 病毒这三种病毒感染上，这三种病毒感染曾被认为可能是诱导 BLEL 发病的因素之一，但具体机制尚未明了。

我们课题组李静等曾对 16 例泪腺 BLEL 患者进行回顾性病例研究，发现仅 1 例患者血液检查显示丙肝病毒阳性，但 BLEL 与丙肝病毒感染之间的关系未有定论。关于 HIV 病毒感染与 BLEL 的关系，李静等在回顾了泪腺 BLEL 患者 16 例后未发现有 HIV 感染者。虽然近年来样本量逐渐扩大，但在随后的研究中也未发现丙肝病毒和 HIV 与泪腺 BLEL 发病存在关联。

（3）免疫学角度：自身免疫异常假说

自身免疫异常与 BLEL 发病具有密切关系，其中一部分证据集中在对 BLEL 患者自身组织异常浸润的淋巴细胞的剖析上。汪亮等对 16 例眼眶良性淋巴上皮病变病理标本进行免疫组化染色，发现淋巴细胞 CD3、CD45RO、CD20 等染色阳性，并呈多克隆性。Paulina 等对包括 13 例涎腺良性淋巴上皮病变在内的 61 例淋巴上皮病变标本进行免疫组化染色，结果提示 CD3、CD43、CD20、κ、λ 均呈部分阳性。以上两项研究提示无论泪腺还是涎腺病变组织内增生的淋巴细胞既有 B 淋巴细胞，又有 T

淋巴细胞，说明自身免疫异常参与了泪腺 BLEL 的发病过程。另外，在临床上常采用糖皮质激素对泪腺 BLEL 进行治疗，大多数泪腺 BLEL 患者对糖皮质激素治疗有效，尽管这种疗效持续时间较短，停药后病情易复发，但也从一个侧面说明免疫异常参与了该病的发病过程。

（4）流行病学角度：性激素紊乱假说

在对 BLEL 发病群体的流行病学统计中，不难发现 BLEL 以中年女性患者最为多见，至此引发了学者们对雌激素参与该病发病的讨论。我们课题组曾对经过病理组织学确诊的 100 余例泪腺 BLEL 患者进行研究，结果发现约 80% 的患者为中年人，且以中年女性为多。提示本病的发生可能与体内雌激素水平改变有关。但有关雌激素在泪腺 BLEL 发病中的具体作用机制仍需深入研究。

（5）IgG4 相关假说

日本学者在对多个 BLEL 病例的分析研究中发现，该病的发生与血清中 IgG4 水平相关。近年来，我们课题组对泪腺 BLEL 与 IgG4 的发病关系进行了研究，研究发现泪腺 BLEL 患者血清学 IgG4 升高的阳性率约 50%，而泪腺组织中 IgG4 阳性率约 90%，这提示 IgG4 与泪腺 BLEL 的发病存在关联，有关其具体作用机制仍需进一步研究。

泪腺 BLEL 是一个多因素参与致病的自身免疫性疾病，目前发病机制尚不明确。人们对其病因及发病机制的猜想涉及多个方面。有关泪腺 BLEL 病因及发病机制仍存在较多争议,这些仍需今后进一步深入研究,以便更好地指导临床诊疗工作。

28. 采用基因芯片对泪腺良性淋巴上皮病变发病机制进行研究的结果

泪腺良性淋巴上皮病变(lacrimal gland benign lymphoepithelial lesion,LGBLEL)是一种病因及病理机制未明的疾病。为了深入认识和了解 LGBLEL 的本质,我们课题组在国家自然科学基金课题资助下,首次将基因芯片技术用于探索 LGBLEL 的研究中。基因芯片技术是指将大量基因片段或寡核苷酸有序地、高密度地排列于玻璃、硅等固相支持物上,并通过各种检测手段对探针上的信号强弱进行检测并分析,最终获得样品中大量基因序列及其表达信息的一种技术。基因芯片技术因其高亲和力、高精确性、高信息量等优点在临床疾病的研究中起到了重要的作用。

在研究中,我们首次采用了基因芯片技术对已经经过病理组织学确诊的 LGBLEL 患者的泪腺病变组织进行检测,并以眼眶海绵状血管瘤标本作为对照,以期筛查出表达差异的基因,并对其筛查结果进行验证。研究结果显示:经对基因芯片检测结果进行分析,LGBLEL 组与对照组相比,有 32 条信号通路表达显著上升,25 条信号通路表达下调;对检测结果进行深度分析后发现,

T cell receptor（TCR）signaling pathway、B cell receptor（BCR）signaling pathway、Primary immunodeficiency pathway 表达显著上调。TCR 通路中有 27 个基因差异性表达显著；BCR 通路中有 22 个基因差异性表达显著；Primary immunodeficiency 通路中有 28 个基因差异性表达显著上调。目前已经完成这 3 条通路的验证工作。我们通过研究认为 LGBLEL 组与对照组之间存在基因差异，即 LGBLEL 的发生与基因差异有关。TCR 通路、BCR 通路、Primary immunodeficiency 通路参与了 LGBLEL 的发病过程。如果条件允许，我们也将对其余筛查出来的表达异常的细胞信号通路进行验证，以期为 LGBLEL 的病因及发病机制研究提供新的实验依据。

29. IgG 亚型与泪腺良性淋巴上皮病变发病关系的研究

1888 年由波兰学者 Mikulicz 在学术会议上首次描述，BLEL 正式命名是世界卫生组织根据该病病理组织学特征而确定的。临床研究发现发生于眼部的良性淋巴上皮病变主要累及患者的泪腺组织，故称之为泪腺良性淋巴上皮病变。

IgG 分为 4 个亚类，其功能各不相同，具体包括 IgG1、IgG2、IgG3 和 IgG4。正常人 IgG 占血清免疫球蛋白总量的 70% ～ 75%，是人体产生免疫应答的主要效应成分。IgG1 在 4 种亚型中含量最高，IgG2 主要针对多糖抗原的免疫应答，IgG3 在蛋白质及多肽类抗原免疫应答中表现出更高亲和性，IgG4 则是 IgG 亚型中含量最低的一种免疫球蛋白，主要参与过敏反应及自身免疫反应过程。正常人血清中 IgG4 的含量仅占总 IgG 的 3% ~ 6%，其产生需要 Th2 辅助细胞的辅助，动态的 Fab 臂交换过程中使之具有不同的抗原结合位点。

随着 IgG4 相关性疾病得到广泛关注和认可，目前有关其诊断标准虽然存在一定争议但也逐渐趋于一致。文献显示 IgG4 相关性疾病的实验室诊断需要满足以下两点：①血液学检测血浆中 IgG4 浓度升高（ ≥ 135 mg/dL）；②病变组织中 IgG4 阳性浆细胞浸润时，IgG4+/IgG+ > 40%，且每高倍视野 IgG4 阳性浆细胞数大于 10 个。

近年来有关 IgG4 与 BLEL 之间发病关系的研究日渐增多，有学者建议将 BLEL 划归为 IgG4 相关性疾病。Tabata 等研究的 18 例 BLEL 患者血清 IgG4 的表达情况，发现 IgG4 全部升高，含量从 137 mg/dL 至 1910 mg/dL 不等。Yamamoto 等完成 66 例 BLEL 血清 IgG4 检测，发现 65 例升高。

迄今为止，除了 IgG4 与 LGBLEL 发病之间关系有研究报道外，其余 IgG 亚型与 LGBLEL 发病之间关系的研究未见文献报道。为了明确其余亚型与 LGBLEL 发病之间关系，我们课题组收集了来我院救治且经手术后病理组织学确诊的 58 例 LGBLEL 患者的外周静脉血标本，采用酶联免疫吸附测定（enzyme-linked immunosorbent assay，ELISA）方法，分析 IgG 亚型与 LGBLEL 发病之间的关系，并以眼眶海绵状血管瘤患者作为对照。

研究结果显示 LGBLEL 患者外周血中 IgG 亚型含量的差异主要集中在 IgG1、IgG2、IgG4 和 IgG（$P < 0.05$），而 IgG3 在两组间未见明显统计学差异；LGBLEL 患者外周血中 IgG 亚型的阳性率按照从低到高的顺序依次为 IgG3（2%）、IgG1（14%）、IgG2（22%）、IgG（35%）、IgG4（54%）。这些结果说明 LGBLEL 患者 IgG 亚型呈现不同程度增高趋势，其中以 IgG4 和 IgG 为明显，提示 IgG4 和 IgG 有可能作为诊断 LGBLEL 较为有价值的参考指标。本研究中 IgG4 阳性率为 54%，较先前其他报道为低，我们认为这种情况可能与患者手术前应用糖皮质激素有关。同时，在临床中曾经观察一组接受手术切除及手术后又经系统应用糖皮质激素治疗的 LGBLEL 患者血液中 IgG4 含量，发现在治疗结束后，其血液中 IgG4 含量较手术前呈下降趋势，故我们认为糖皮质激素是导致 LGBLEL 患者血液中 IgG4 降低的主要原因；另外，也不排除随着患者病情好转，其血液中 IgG4 也会随着病情的好转而降低的可能，但确切原因仍需研究。根据研究结果，我们建议可以按照 LGBLEL 患者血中 IgG4 含量不同，将其分为 IgG4 相关性 LGBLEL 和非 IgG4 相关性 LGBLEL 两种类型，但是有关这两种类型之间的发病机制和临床表现方面的差

异需要进一步研究论证。

30. 泪腺良性淋巴上皮病变的临床特点

有关泪腺良性淋巴上皮病变的病因至今未明，目前多认为是一种自身免疫性疾病。由于该病较白内障、青光眼、斜视等常见眼病而言，发病率较低，且缺少特异性的临床表现，因此易被眼科医生误诊和漏诊。

为了进一步了解 LGBLEL 的临床特点，提高该病的诊断率，近 10 年来，我们课题组对经过病理组织学确诊的 LGBLEL 患者的临床表现和眼眶影像学资料进行了系统性分析和研究，结果显示 LGBLEL 具有以下临床特点：①就发病年龄而言，LGBLEL 以 40 ～ 60 岁常见，尽管儿童和老年人也可以发生，但是其发生率明显为低。②就发病眼别而言，LGBLEL 大多数是以双眼发生为常见，单眼也可以发生，只是相对发生率低。③就病程而言，LGBLEL 一般发病时间较长，多数患者的病程都在半年以上。④就临床症状而言，所有患者均以眼睑肿胀为其主诉，且绝大多数患者均以眼睑无痛性非充血性肿胀为其特点（图 8）；尽管患者的泪腺发生了病变，但患者的干眼症状并不显著，可能是由于该病病变主要累及患者的主泪腺组织结构，而对副泪腺分泌功能无影响或影响不大，这使得副泪腺在一定程度上可以发挥代偿功能，故患者无明显的眼干症状。⑤就临床体征而言，患者除眼睑肿胀以外，有些患者可以在泪腺区扪及肿大的泪腺，一般边界尚清，活动度较差；有些患者可以出现上眼睑下垂、眼睑皮肤色泽改变，皮下有黄褐色物质沉积，类似眼睑黄褐瘤样改变。如果泪腺肿大明显，可以导致眼球向前下方移位，也可以导致眼球向颞上方运动受限。少数患者由于肿大泪腺压迫眼球，导致眼球的屈光能力改变，造成患者视力的减退。⑥眼眶 MRI 扫描显示，大多数泪腺良性淋巴上皮病变患者的病变累及双侧泪腺和眼睑组织，受累泪腺明显肿大，眼睑增厚，T_1WI 和 T_2WI 多呈等信号，增强扫描可被强化，此改变是所有 LGBLEL 患者都具有的影像学改变（图 9）。另外，通过对其影像学检查结果进行深入研究，发现 LGBLEL 患者除泪腺和眼睑出现病变外，少数 LGBLEL 患者病变也可以累及眼眶的其他部位，包括眼外肌受累、颞肌受累、额神经受累等；这些表现说明 LGBLEL 患者的病变累及范围比想象要广泛得多。遗憾的是 LGBLEL 的影像学结果缺乏特异性，最终确诊该病仍需要有病理组织学证据。

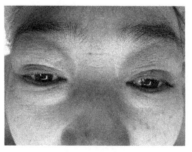

患者中年女性，双眼上眼睑肿胀，尤以颞侧为著；由于病程较长，患者眼睑皮肤出现类似黄褐瘤样改变。

图 8　LGBLEL 患者眼部外观照

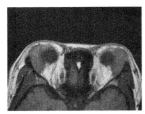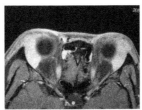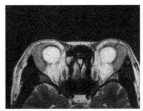

MRI 显示病变累及双侧泪腺和眼睑组织，受累泪腺明显肿大，T_1WI 和 T_2WI 大致呈等信号，增强扫描可被强化。

图 9 LGBLEL 患者 MRI 扫描图像

31. 泪腺良性淋巴上皮病变可以发生恶变

目前，研究资料显示良性淋巴上皮病变可以发生恶变。Ussmuller 等在 67 例涎腺 BLEL 患者中，发现有 26.9% 的患者发展为黏膜相关淋巴组织型（mucosa-associated lymphoid tissue，MALT）淋巴瘤。Harris 等认为涎腺 BLEL 患者发生淋巴瘤的危险性是正常人的 44 倍。Katsuro 等报道 3 例腮腺 BLEL 患者，其中 2 例患者恶变为腮腺 MALT 淋巴瘤。Go 等在 14 例泪腺 BLEL 患者中发现 2 例恶变，恶变率约为 14.3%。Yuichiro 等也在 17 例眼部 BLEL 患者中发现 2 例恶变，恶变率约为 12%。我们课题组对 1 例老年女性患者的研究，病程 5 年，糖皮质激素治疗短期效果良好但停药后病情反复，近 1.5 年病情加重，最终病理组织学证实为非霍奇金淋巴瘤、套细胞淋巴瘤，这项研究证实受 BLEL 病变累及的组织具有发生恶变的可能性。

目前，研究显示 LGBLEL 发生恶变后的病理组织学类型主要为 MALT 淋巴瘤。MALT 淋巴瘤是成人眼眶部位最常见的恶性肿瘤。研究显示该病易复发和扩散，一定程度上还可以向高级别侵袭性淋巴瘤转化；肿瘤局部复发、眶外扩散和向高级别转化的患者预后较差。Desai 等对 174 例眼眶 MALT 淋巴瘤患者进行研究，发现 7 例患者（4%）转化为弥漫性大 B 细胞淋巴瘤，其中 2 例患者死亡；在随访期间（中位随访时间 63.5 个月），11.4% 的 MALT 淋巴瘤患者死亡。Jenkins 等对 192 例眼附属器 MALT 淋巴瘤患者研究发现，随访 5 年后患者死亡率为 12%，远处转移率为 40%。虽然眼眶 MALT 淋巴瘤是一种相对惰性的恶性肿瘤，但其恶性程度不容忽视，仍能对患者生命安全构成严重威胁。

我们课题组曾对 1 组经过病理组织学确诊的 LGBLEL 患者进行研究，发现 LGBLEL 发生恶变的概率不到 10%。尽管 LGBLEL 发生恶变的具体原因未明，但有些患者的病变发生恶变时病史已长达 5 年之久，这就提示病史长是 LGBLEL 发生恶变的危险因素之一。因此，如何早期确诊和合理治疗该病，防止该病发生恶变，是临床上一个亟待解决的问题。

基于以上事实，近年来我们课题组提出以手术切除为主、糖皮质激素治疗为辅的治疗理念，通过手术切除病变的泪腺，消除病变泪腺发生恶变的可能性。我们以往认为该治疗方案可以杜绝和避免 LGBLEL 的恶变，但 1 例患者的病情演变过程却改变了我们的认识。最近我们观察到 1 例中年患者，双眼手术切除病变泪腺后，病情一直控制良好，5 年后复查，发现 1 眼泪腺区病变复发，手术切除后经过病理组织学检查证实为 MALT 淋巴瘤。该案例提示我们 LGBLEL 确实可以发生恶变，切除病变泪腺可以显著降低 LGBLEL 的恶变发生率，但完全避免恶变的发生不太可能，为此，手术后嘱咐患者要按时复诊，密切观察病情变化，以便及时发现问题和解决问题。

32. 泪腺良性淋巴上皮病变与泪腺型眼眶炎性假瘤的异同

由于 LGBLEL 与泪腺型眼眶炎性假瘤在临床表现等方面具有相似之处，所以在临床中经常容易将两者混淆。泪腺型眼眶炎性假瘤在各年龄段均可发病，但多数为中年人，男女比例相当，平均发病年龄为 40～50 岁，常为单侧发病。LGBLEL 以 40～60 岁人群多见，但儿童、青年及老年人也可以发生，只是发生率相比较而言要低得多；LGBLEL 多见于女性，女性患者约占患者总数的 80%，且多为双侧发病。泪腺型眼眶炎性假瘤可以为急性病程，也可以为慢性病程；急性病程的患者主要表现为眼红、眼痛、眼睑肿胀，严重者可以伴有结膜充血水肿脱出睑裂之外等炎性表现，慢性病程的患者主要表现为眼睑肿胀增厚、上眼睑下垂等。LGBLEL 多数患者为慢性病程，眼部主要表现为非充血性无痛性眼睑肿胀，较少出现眼部急性炎症样改变。另外，

LGBLEL 和泪腺型眼眶炎性假瘤在影像学上表现相似，也缺乏特异性。所以，从发病年龄、性别、眼别、临床表现及眼眶影像学等方面仅仅可以对这两种疾病进行大致判断，而要明确诊断则存在一定困难。庆幸的是，这两种病变的治疗方案基本相同。

目前，最终鉴别泪腺型眼眶炎性假瘤和 LGBLEL 的主要依据仍然是病理组织学检测结果。炎性假瘤的病理改变根据其病理分型而不同：①淋巴细胞浸润型炎性假瘤主要表现为组织内大量淋巴细胞、浆细胞和（或）嗜酸性粒细胞弥漫性浸润，生发中心较多，仅有少许胶原纤维增生。②硬化型炎性假瘤主要表现为组织内大量纤维结缔组织增生，排列为条索状或团块状，同时可见视野内大量胞核细长的纤维细胞，有些核结构已经消失，可有玻璃样或退行性改变。③混合型炎性假瘤主要表现为慢性炎症细胞浸润及纤维结缔组织增生并存，部分胶原纤维退行性变。而 BLEL 的病理改变主要为腺体的淋巴细胞增生浸润、腺体实质萎缩、肌上皮岛在腺导管内的增生浸润导致腺导管扩张性改变。

为此，在病理诊断中，重点是将淋巴细胞浸润型炎性假瘤与 BLEL 进行鉴别，鉴于二者都有淋巴细胞浸润的表现，普通的病理切片检查可能无法确定诊断，尤其是处于 BLEL 早期病变者。另外，我们在临床实际工作中发现对发生于泪腺的良性淋巴上皮病变，其病变组织中肌上皮岛样改变并不常见，故需要行进一步的免疫组化分析，以期依靠淋巴细胞表面受体分子不同加以区分。最近，我们课题组也对泪腺型眼眶炎性假瘤与 LGBLEL 患者的病变标本进行了基因芯片对比筛查，结果发现二者之间的差异较小。

LGBLEL 和泪腺型眼眶炎性假瘤两者的临床表现、眼眶影像学改变、病变泪腺的病理组织学改变及基因芯片检测结果之间存在的异同为我们提出一个新的问题，即两者是不同的 2 种疾病，还是同一疾病的不同阶段，这还有待于进一步研究论证。

33. 泪腺良性淋巴上皮病变与 Sjögren 综合征是不同的疾病

良性淋巴上皮病变曾被认为是 Sjögren 综合征的一种亚型。但是，目前的一些研究发现 BLEL 与 Sjögren 综合征存在一些明显的不同。BLEL 患者的病理组织学切片显示，该病表现为明显的泪腺和涎腺持续性扩张增大，涎腺外观可以正常或有一定的变性；通常情况下 BLEL 患者对糖皮质激素治疗敏感，血浆中 IgG4 水平较高；免疫病理学检查发现 BLEL 有选择性 IgG4 阳性淋巴细胞浸润，而 Sjögren 综合征患者则未发现 IgG4 阳性淋巴细胞浸润现象。Akihiko Tanaka 等在 Sjögren 综合征患者的病理组织学检查中发现，有明显的淋巴细胞浸润伴随腺泡萎缩或严重破坏；而在 BLEL 患者的病变标本切片中发现，仅有 IgG4 阳性浆细胞选择性浸润、FoxP3 阳性、T 细胞围绕于腺泡和导管细胞周围并伴随程度较轻的腺泡破坏。他们同时研究分析了 BLEL 和 Sjögren 综合征患者血清中细胞因子、趋化因子和趋化因子受体的检测结果，认为 Sjögren 综合征患者的唇唾液腺（labial salivary glands，LSG）样本中 Th1-、Th2-、Th17- 型分子水平都明显高于正常人；BLEL 患者血清中 Th2 和 Treg 型分子水平明显高于正常人。经过免疫组化分析，IFN γ 和 IL-17 仅在 Sjögren 综合征患者的 LSG 标本的导管上皮细胞中被发现和识别，而 IL-4 和 IL-10 在 BLEL 和 Sjögren 综合征 2 种标本中都能被发现和识别。Yamamoto M 等在研究中已经证实，Sjögren 综合征患者泪腺的淋巴细胞比 BLEL 患者泪腺的淋巴细胞表达更多的 Fas 和 Fas-L，这说明虽然这两种疾病都具有淋巴细胞浸润的特点，但前者的腺泡细胞，尤其是泪腺细胞更可能发生凋亡。

最近，我们课题组对一组泪腺 BLEL 患者的血清中抗 SSA 和抗 SSB 抗体进行检测，几乎所有患者的检测结果均为阴性；而抗 SSA 和抗 SSB 抗体在 Sjögren 综合征患者的血清中一般为阳性。另外，所有泪腺 BLEL 患者的就诊主诉均有眼睑肿胀，而因眼干眼涩就诊者少见；而 Sjögren 综合征患者眼部主要症状就是眼干、眼涩，而眼睑肿胀者极为少见。另外，通过眼眶 MRI 扫描可见所有泪腺 BLEL 患者的泪腺体积明显增大，而 Sjögren 综合征患者的泪腺往往表现为体积较正常变小，这可能是泪腺发生萎缩所致，也不排除受病程的影响。所以，从患者的自觉症状、临床体征、血液检测指标及眼眶 MRI 扫描等多个方面来看，二者之间存在明显不同。根据我们的研究结果且结合相关的研究文献，我们认为泪腺 BLEL 与 Sjögren 综合征是 2 种截然不同的疾病，而不是 1 种疾病的不同阶段。

34. 采用手术切除辅以糖皮质激素治疗泪腺良性淋巴上皮病变的依据

泪腺良性淋巴上皮病变是一种病因及发病机制未明的疾病，对该病的治疗尚无统一的标准。

鉴于 LGBLEL 的发生可能与免疫异常因素有关，多数学者认为应该采用糖皮质激素对其进行治疗，故目前糖皮质激素仍然是其主要的一线治疗药物，也是其主要的治疗方法。临床观察显示大多数患者对糖皮质激素治疗反应敏感，全身应用糖皮质激素后，眼睑肿胀会快速消退，临床症状可以很快改善，遗憾的是一旦停止糖皮质激素治疗，有些患者的病情就会复发，往往会使患者陷入服用糖皮质激素症状好转、停用后症状又会复发这一令人头痛的循环中。另外，反复使用糖皮质激素，会使糖皮质激素总的用量得以累积，可能会发生与糖皮质激素应用相关的药源性并发症。日本学者 Yamamoto M 等对 24 例 BLEL 患者进行糖皮质激素治疗，给予泼尼松龙 0.8 mg/（kg·d），持续用药 1 个月后减量，每 2 周减量 10%，直到完全停药为止；

结果发现这 24 例患者中有部分患者在药量降低后病情复发。笔者曾经遇见 1 例男性患者，口服糖皮质激素治疗 LGBLEL，服药后反应良好，一个疗程结束停药后，病情又再度复发，然后再次服用糖皮质激素，如此反复 4 次，历时 2 年余，最终病情未得到有效控制。

为了解决 LGBLEL 停药后易复发这一问题，近 10 年来，我们课题组提出手术切除辅以糖皮质激素治疗 LGBLEL 的理念，主要是基于以下几个原因：①糖皮质激素治疗该病，短期疗效一般良好，停药后病情复发是其主要不足；通过手术切除病变泪腺，可以降低其治疗后的复发率；另外，也可以减少糖皮质激素的用量，减少或避免与糖皮质激素有关的潜在并发症。②研究显示 LGBLEL 具有发生恶变的可能，通过手术切除病变泪腺，可以显著降低这种良性病变发生恶性转化的概率。③ LGBLEL 不论从临床表现还是眼眶影像学扫描结果来看，均缺乏特异性改变，通过手术切除病变泪腺行病理组织学检查，可以明确诊断。④以往我们课题组曾经对泪腺区进行过尸体解剖，在临床上又对其进行过深入研究，并编写出版了国内首本有关泪腺区实用解剖和手术操作的音像学教材，按照此教材的规范进行操作，一般会得到良好的手术效果，也可以把潜在的手术并发症发生的风险降至最低。通过近 10 年的临床观察，结果显示该治疗方案是安全有效可行的。

35. 手术切除辅以糖皮质激素治疗泪腺良性淋巴上皮病变的方案

为了提高泪腺良性淋巴上皮病变的治愈率，改善患者的愈后，近 10 年来，我们课题组采用了手术切除辅以糖皮质激素治疗 LGBLEL 的方案，具体治疗方案如下。

（1）手术方案

全身麻醉后，术眼常规消毒铺巾，沿颞侧眉弓下做 2.5～3.0 cm 大小的弧形皮肤切口，分离皮下组织直达眶缘，剪开眶隔入眶，暴露病变的泪腺，仔细分离病变泪腺后，将其切除，充分止血，放入引流条 1 根，依次缝合眶隔、皮下组织及皮肤切口。如果病变泪腺体积较小、位置较靠前，可以采用双重睑手术入路，然后切除病变泪腺组织。采用双重睑手术入路较采用眉弓下手术入路而言，前者操作难度大，手术野的暴露较差，优点在于前者手术后瘢痕不明显，外观好看。不论采用哪种手术入路，应以确保手术的安全性为前提。另外，也可以在术中采用 20 mg 醋酸地塞米松注射液浸润纱布填塞创腔，以湿敷创腔表面组织的方法来对病变区进行局部激素治疗，其主要目的在于通过高浓度激素局部应用来达到抑制残存炎性细胞，减轻术后局部组织水肿和炎症反应，以期提高手术成功率及降低术后复发率的目的。

（2）手术后糖皮质激素的应用

手术后依据患者具体病情，给予糖皮质激素治疗。一般情况手术后给予甲强龙 80 ～ 120 mg/d 静脉滴注，持续 3 ～ 4 天后，改为口服甲泼尼龙片 24 ～ 28 mg/d，清晨顿服，然后视患者术后病情逐渐减量直至停药。停用口服糖皮质激素后，再根据具体病情决定是否给予泪腺区局部注射曲安奈德治疗。

我们课题组通过对一组采用此方案治疗的 LGBLEL 患者的疗效进行观察，结果显示所有接受治疗的 LGBLEL 患者在随访过程中眼部情况恢复良好，疗效稳定，手术并发症少，手术后复发率低，表明手术切除辅以糖皮质激素治疗 LGBLEL 的方案安全可靠。

眼眶蜂窝织炎

36. 眼眶蜂窝织炎的病因

眼眶蜂窝织炎是一种比较常见的眼眶感染性疾病，病因明确，主要由致病微生物感染导致，常见致病菌包括葡萄球菌、链球菌、流感嗜血杆菌、厌氧菌等，成人和儿童所见致病菌稍有差异，成人以葡萄球菌和链球菌为主要致病菌，儿童则以流感嗜血杆菌和链球菌为主要致病菌。

眼眶为一骨性结构，内有眼球、肌肉、血管、神经、脂肪、泪腺等软组织组成的眶内容，外与颅腔、鼻窦、颞凹及颌面部相毗邻。骨性眼眶有裂、孔结构，使眶内容与外部结构相通；眶内壁为筛骨纸板，骨质菲薄，因此鼻窦与眼眶疾病很容易相互影响。基于上述解剖特点，眶内软组织感染或眶周结构（如鼻窦、颌面部）感染，都可能引起眼眶感染，最终导致眼眶蜂窝织炎。

眼眶蜂窝织炎常见病因包括：①鼻窦炎症：最多见为筛窦，其次为上颌窦，蝶窦比较少见。眼眶与筛窦相隔只有一层菲薄的骨纸板，且有许多血管通道，尤其是儿童，筛窦气化最先完成，因此筛窦炎为引起眼眶蜂窝织炎最常见的原因。②眼睑感染性疾病：眼睑皮肤疖肿、睑腺炎、蚊虫叮咬常引起眼眶蜂窝织炎，因位置表浅，容易被发现，若治疗及时，往往只限于眶隔前蜂窝织炎。③口腔颌面部感染：龋齿、拔牙后牙周感染，炎症可蔓延至眼眶。④泪器炎性疾病：急性泪囊炎和急性泪腺炎可引起相应部位软组织蜂窝织炎。⑤手术或外伤后感染：手术或外伤后，致病微生物直接进入伤口导致。如果有异物滞留于伤口内，尤其是外伤性植物性异物，引起眼眶蜂窝织炎的可能性更高。⑥全身性疾病所致败血症：带菌血液进入眼眶，导致眼眶蜂窝织炎。⑦眼眶内恶性肿瘤：眶内恶性肿瘤发生液化坏死，如视网膜母细胞瘤眼外蔓延，也可引起眼眶蜂窝织炎；但这种蜂窝织炎不是微生物所致，而是眶内肿瘤组织引起的无菌性炎症的结果。

眼眶蜂窝织炎在未经广谱抗生素治疗之前，软组织或脓液中可培养出致病菌，多次常规细菌培养阴性时，应考虑到厌氧菌感染的可能，进行厌氧菌培养，以免误诊。

37. 眼眶蜂窝织炎的分型及临床表现

蜂窝织炎临床表现符合炎性病理组织学变化，包括受累部位红、肿、热、痛、功能障碍。眼眶蜂窝织炎临床表现根据受累部位和严重程度不同可以分为眶隔前蜂窝织炎、眶深部蜂窝织炎和全眼眶蜂窝织炎，其症状和体征有所不同。

（1）眶隔前蜂窝织炎

眶隔前蜂窝织炎多由睑腺炎、毛囊炎等眼睑炎症发展而来，发病急，病变位置表浅，仅累及眶隔前。眼睑皮肤充血、水肿，皮温升高，上睑下垂，睑裂缩小，严重者眼睑完全闭合。球结膜充血、水肿，角膜一般正常。急性炎症期眼睑较硬，后期局部出现白色脓头、变软，并逐渐扩大形成脓肿，触之有波动感，表面皮肤变薄、粗糙，脓肿可自行破溃。轻者无全身症状，严重者可出现发热、外周血白细胞升高。

（2）眶深部蜂窝织炎

炎性反应发生在眶隔后眼眶深部，鼻窦炎是其主要致病原因。起病急，1～3天内病情达到高峰。患者主诉眼眶疼痛、眼球突出、视力下降，全身症状包括发热、乏力不适，伴有鼻窦炎患者可以出现鼻塞、流脓涕、头痛等临床表现。眼部检查可见眶区皮肤充血水肿，眼球不同程度突出，眶压增高，上睑下垂，眼球运动受限或眼球固定，球结膜充血水肿，如眼球高度突出、睑裂闭合不全，可发生暴露性角膜炎，严重者可发生角膜溃疡。因眼眶内静脉无静脉瓣，蜂窝织炎中的化脓性细菌或毒素可沿血液回流入海绵窦，引起脓毒性海绵窦血栓静脉炎，发生时患者出现剧烈头痛、眼眶痛、恶心呕吐、体温升高；眼眶高度肿胀，眼球突出并固定，视力丧失。病情严重控制不良者，可发生脑膜炎、脑脓肿、骨髓炎、眼眶脓肿及视网膜脉络膜坏死等并发症。脑脊液中可以检测出炎症细胞和致病菌。

（3）全眼眶蜂窝织炎

炎症累及眼睑及眼眶深部，上述两型蜂窝织炎的症状和体征同时出现，病情更加严重。全眼眶蜂窝织炎由于致病微生物毒力强或患者自身体质较弱、免疫力较低，有时炎症控制不良，可以导致脓肿形成，对于体积较大脓肿，尤其是位于眶深部的脓肿，一般需要切开引流，这有利于炎症的有效控制。

38. 眼眶蜂窝织炎需要进行的检查

临床上根据患者的病史及典型表现，大致可以做出有关眼眶蜂窝织炎的初步判断。为了明确诊断，判断病情的轻重，以及制定更为科学合理的治疗方案，一般对疑诊的眼眶蜂窝织炎还应该做以下检查。

（1）眼部检查

眼部检查包括裸眼及矫正视力，外眼有无红肿、皮肤疖肿、睑腺炎，泪囊有无肿大、溢脓，角结膜有无炎症，有无眼内炎体征，瞳孔对光反射，玻璃体有无积脓，眼球突出情况、眶内压、眼球运动，眶周有无硬结、压痛、波动感等。

（2）全身检查

全身皮肤有无破损、感染，有无肝脓肿、菌血症，以除外全身感染经血行导致的眼眶蜂窝织炎的可能。有鼻窦炎者应请耳鼻喉科医生会诊，协同治疗。

（3）影像学检查

影像学检查包括超声检查、CT 扫描和 MRI 检查，不仅可判断疾病累及的部位和范围，还可为确定眶内脓肿的引流手术入路提供依据。

（4）实验室检查

血常规、白细胞分类可以确定有无细菌感染，取患处组织或分泌物进行细菌培养及药敏试验至关重要，根据试验结果，可以有针对性应用敏感抗生素，必要时进行厌氧菌培养。

（5）病理组织学检查

如果眼眶蜂窝织炎迁延不愈、反复发作，且发现患处有硬性肿块，可切取部分组织进行病理组织学检查，以明确诊断。

39. 眼眶蜂窝织炎影像学特征

眼眶蜂窝织炎具有比较典型的发病过程、临床表现及外周血白细胞改变，据此一般可以做出正确的临床诊断，但仍需进行影像学检查，以进一步确定病变位置、范围，同时有助于鉴别诊断，并可为眶内脓肿的诊断提供影像学资料，同时也为后续手术引流眶内脓肿提供确定手术入路的依据。最常应用的影像学检查方法是 B 型超声检查、CT 扫描和 MRI 检查。

（1）B 型超声检查

眶隔前蜂窝织炎 B 型超声显示形状不规则、边界不清楚的软组织影，内回声分布不均（图 10），眶内无明显改变。眶深部蜂窝织炎 B 型超声显示眶内局部呈中等或较弱回声（图 11），如炎症累及眼球筋膜，可因 Tenon's 囊水肿而出现"T"形征（图 12）。炎症累及眼外肌，可见眼外肌肿大，回声较弱。眶内炎症局限，形成脓肿后，可见边界清楚的占位病变，内回声中等或较弱，声衰减不显著（图 13）。脓肿邻近眼球时，可见眼球被压迫变形。B 型超声检查显示较 CT 和 MRI 而言，易受检查者操作技术的影响，此为其不足；最大优势是无创伤、可重复、价格便宜。

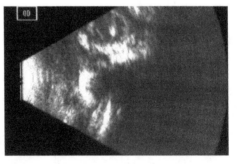

可见眼睑软组织影增厚，形状不规则，中等回声，局部强回声光斑，分布不均。

图 10 眶隔前蜂窝织炎 B 型超声扫描结果

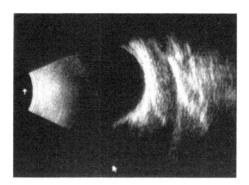

可见眶内形状不规则、中等回声的病变，无明显边界。

图 11　眶深部蜂窝织炎 B 型超声扫描结果

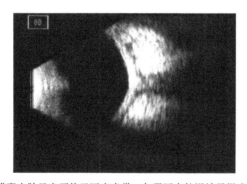

可见眼球筋膜囊水肿呈半环状无回声光带，与弱回声的视神经组成"T"形征。

图 12　眶深部蜂窝织炎 B 型超声扫描结果

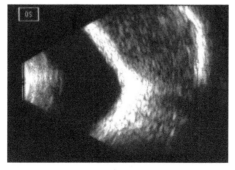

可见眶内类圆形占位性病变，边界清楚，内回声中等，声衰减不明显，眼球被压变形。

图 13　眶内脓肿 B 型超声扫描结果

（2）CT 扫描

眶隔前蜂窝织炎 CT 显示眼睑软组织密度影增厚，无明显形状及边界（图 14），眶内结构正常。全眼眶蜂窝织炎不但眼睑软组织密度影增厚，而且眶脂肪内也弥漫有高密度影，边界不清，无明显包块，可遮蔽眼外肌、视神经等正常结构，炎症波及相邻鼻窦时，可见鼻窦密度增高（图 15）。若炎症局限，可在眶脂肪内或骨膜下形成脓肿（图 16），后者由于骨膜限制，往往呈梭形，边界清楚（图 17），脓肿内部密度稍低于周围组织。

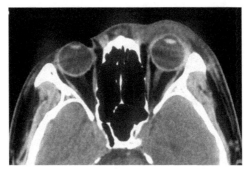

可见左眼球前软组织密度影增厚，不均质，其中有微小低密度区。

图 14 眶隔前蜂窝织炎水平位 CT 扫描结果

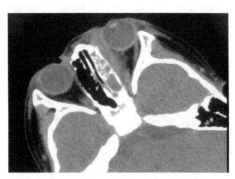

左眼眶内直肌和眶内壁之间可见不规则形软组织密度影，边界不清，相邻筛窦密度增高，提示全眼眶蜂窝织炎来源于筛窦炎症。

图 15 全眼眶蜂窝织炎水平位 CT 扫描结果

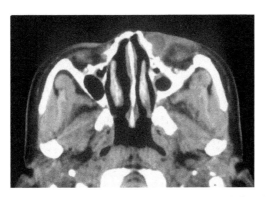

左眼眶内下方可见不规则形软组织密度影，其中椭圆形低密度影为脓腔。

图 16　眼眶脓肿水平位 CT 扫描结果

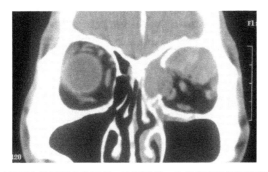

左眼眶上方、内侧可见两个椭圆形占位病变，边界清楚。内侧病变与筛窦相通，眶内壁骨质吸收，
病变中央密度稍低于周围，上直肌和内直肌均受压向下移位。

图 17　眼眶骨膜下脓肿冠状位 CT 扫描结果

（3）MRI 检查

MRI 扫描可以清晰显示眶内炎症的位置、炎症过程及感染源的部位。局限性眼眶蜂窝织炎多发生于眶内侧壁与鼻窦相邻处，病变表现为软组织影，呈长或等 T_1、长 T_2 信号，边界模糊，也可以显示相邻鼻窦炎症。眶内弥散性蜂窝织炎在对比剂增强 T_1 加权脂肪抑制像上可以表现为眶内组织弥散性、不均匀强化，其内可存在大小不等的不强化脓腔。脓腔局限时，增强扫描的脓腔壁可被强化（图 18）。MRI 扫描确定脓腔存在且体积较大时，提示需要切开引流。

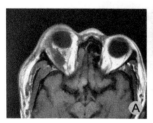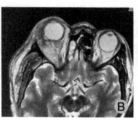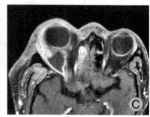

右眶内不规则形占位性病变，边界欠清，T₁WI（A）为低信号，T₂WI（B）为高信号，脂肪抑制联合增强扫描（C）显示脓肿壁呈环形增强，内容物无强化。

图 18　眼眶脓肿水平位 MRI 扫描结果

40. 眼眶蜂窝织炎的鉴别诊断

眼眶蜂窝织炎发病急，病情进展迅速，应与以下疾病进行鉴别。

（1）淋巴瘤

眼眶淋巴瘤是成人最常见的眶内恶性肿瘤，包括多种病理组织学类型，临床表现多种多样，病情缓急各不相同。有些眶内淋巴瘤早期表现为单侧眼眶区肿胀，眼球突出，与眼眶炎性假瘤相似。有些淋巴瘤随着病变发展，肿胀加重，眼睑皮肤充血、破溃，球结膜充血水肿，眶区出现大范围肿块，无明显边界，局部可出现红斑，类似眼眶蜂窝织炎的表现。眼眶淋巴瘤对抗生素治疗无反应，经糖皮质激素治疗病情可暂时好转，随后又快速进展。外周血细胞检查可见大量异常淋巴细胞。

（2）眼眶炎性假瘤

急性发病的眼眶炎性假瘤早期表现为眶区红肿，眼球突出，眶区胀痛，累及泪腺者，泪腺区可触及硬性肿块，触痛明显，眶压增高，眼球运动不同程度受限，与眼眶蜂窝织炎易混淆。影像学检查可发现眼眶脂肪内比较局限的软组织肿块、眼外肌肥大或泪腺肿大。外周血白细胞计数一般不高，糖皮质激素治疗有效。

（3）横纹肌肉瘤

眼眶横纹肌肉瘤是多发生于儿童时期的眼眶恶性肿瘤，发病急，进展快，短时间内可出现眼球突出，眼睑肿胀，眶压增高，眼球运动受限，视力减退甚至丧失。因暴露性角膜溃疡继发感染者，外周血白细胞和中性核白细胞升高，严重者体温升高。横纹肌肉瘤对抗生素和激素治疗无效，疾病呈快速进行性发展，后期全身呈现恶病质样改变。

41. 眼眶蜂窝织炎的治疗

眼眶蜂窝织炎主要由细菌感染导致，抗生素治疗为主要治疗手段，给药方式可根据病情的严重程度分为口服或静脉给药。一般眶前部蜂窝织炎、病情较轻者给予口服广谱抗生素。由睑腺炎、眼表炎症引起的眶前部蜂窝织炎可同时应用抗生素滴眼液和抗生素眼膏。

对于眶深部蜂窝织炎患者，尤其对视力明显下降或伴有视力丧失可能者，或可疑伴有脓毒性海绵窦血栓静脉炎等并发症患者，应尽早静脉输入大剂量抗生素。待细菌培养结果出来后再选择敏感的抗生素继续治疗，头孢菌素、青霉素、喹诺酮类抗菌药物等广谱抗生素都是临床可选择的药物。用药要早、量要足，一般静脉给药 7～14 天，病情明显好转后改为口服。

由鼻窦炎导致的眼眶蜂窝织炎单纯应用抗生素无好转，或反复发作者，应及时经鼻内镜行窦腔引流；脓肿形成者应切开引流脓液；眼球高度突出、眶压增高、视力受到威胁者应尽快行外眦切开或外侧开眶降低眶内压力，以减少视力损伤的风险。

伴有高热、全身不适的患者，应注意补液及应用全身支持疗法。

42. 眼眶蜂窝织炎的手术指征

绝大多数眼眶蜂窝织炎采用保守治疗，口服、静脉给予抗生素，配合抗生素滴眼液、眼膏局部应用，都可以收到较为理想的治疗效果。但在下列情况下则应考虑手术治疗。

（1）脓肿形成

当眼睑炎症局限、触痛减轻、患处变软、指压有波动感时，说明脓肿形成，应切开引流。用碘附消毒患处皮肤，尽量沿皮纹用尖刀刺破脓肿，切口应足够大，足以使脓液充分引流，同时用无菌镊在脓肿内探查，以分离其中可能存在的间隔，使脓液全部引流。脓腔内置橡胶引流条，每日换药，直至伤口愈合。眶深部脓肿形成或脓肿位于骨膜下，应行开眶术，将脓液引流完全，避免脓液污染眶内软组织，脓肿壁纤维组织一同去除，注意避免损伤眶内正常结构。

（2）鼻窦积脓

同时伴有鼻窦炎的眼眶蜂窝织炎单纯应用抗生素治疗效果不满意，或病情迁延、反复发作，应经鼻内镜行鼻窦引流术，将窦腔内脓液引流，鼻窦开口开放扩大，避免鼻窦内分泌物潴留积存。故有时眼眶蜂窝织炎需要与耳鼻喉科医生共同协助诊治。

（3）眶内压增高导致张力性眶内病变

病情严重的眼眶蜂窝织炎，眶内组织由于炎症水肿，导致眶内压增高，表现为眼睑肿胀、张力增加，眼球高度突出，眼球运动受限或眼球固定，视神经发生压迫性病变，功能和结构发生破坏，表现为视力快速减退，甚至丧失，此时应尽早行眼眶减压术。先试行剪开外眦及外眦韧带上支以松解上睑，如不能奏效，再行外侧开眶，视情况可去除部分眶外壁，达到降低眶压的目的，务必足量应用抗生素以预防眶壁骨质感染的可能。

43. 眼眶蜂窝织炎的并发症

眼眶蜂窝织炎是一种主要由细菌性感染引起的软组织疾病，早期足量敏感抗生素治疗可治愈。如果化脓性致病菌或毒素毒力较强，或蜂窝织炎没有得到及时治疗，眼眶炎症加重，眶压增高，会导致视网膜中央动脉阻塞、眶尖综合征及眶上裂综合征；眼球突出严重者，球结膜高度水肿，睑裂闭合不全，导致暴露性角膜溃疡、角膜炎；病菌或毒素可随眼静脉进入海绵窦，引起脓毒性海绵窦血栓性静脉炎，这是眼眶蜂窝织炎最严重的并发症，若不及时治疗，死亡率较高。

（1）视网膜中央动脉阻塞

眼眶蜂窝织炎时，眶内软组织水肿，眶内容体积增大，眶内压增高，血管受压、血流缓慢，容易造成血管内血栓或栓子形成。如血栓发生于视网膜中央动脉，或栓子移动至视网膜中央动脉，均可导致视网膜中央动脉阻塞。患者出现突发视力丧失，眼底检查视网膜中央动脉变细或有中断现象，视网膜呈灰白色水肿，黄斑区呈"樱桃红"。应给予扩血管药物、降低眼内压及眶内压、吸入 95% 混合氧气等治疗，栓塞发生在 6 小时内者可试行溶栓治疗。

（2）眶上裂综合征和眶尖综合征

眼眶蜂窝织炎眶内压增高，眼眶内血管、神经、肌肉均受到较大压力，尤其是眶尖部，空间窄小，受压后神经及肌肉功能受到限制，如动眼神经、外展神经等麻痹，导致眼球运动障碍、上睑下垂，出现眶上裂综合征的征象，如同时视神经受压、视力丧失，则为眶尖综合征。应尽快应用药物降低眶内压，必要时施行眼眶减压手术。

（3）暴露性角膜溃疡

眼眶蜂窝织炎眶内压增高导致眼球突出，严重者伴有球结膜高度水肿、睑裂闭合不全、角膜暴露。病程早期影响角膜上皮，应用抗生素眼膏及生长因子后，角膜上皮很快愈合。如病情快速进展，可发生暴露性角膜溃疡，溃疡灶深达角膜基质层，严重者可导致角膜穿孔，甚至引起眼内炎。因此眼眶蜂窝织炎病程中应注意保护角膜，必要时可配戴湿房镜。

（4）脓毒性海绵窦血栓性静脉炎

海绵窦为静脉系统，接收眼眶及面部回流的静脉血，眼眶内静脉无静脉瓣，细菌可随静脉回流至海绵窦引起炎症，可累及单侧或双侧。临床表现为眶区和面部皮肤红肿热痛等炎症征象，很快形成脓肿。患侧上睑下垂、结膜充血水肿、眼球高度突出、活动受限，瞳孔对光反射消失。眼底可见视盘水肿及视网膜水肿。全身症状包括发热、乏力、头晕、头痛、恶心、呕吐，甚至昏迷，外周血白细胞升高，脑脊液压力升高，如出现脑膜刺激征，可有颈强直。

临床疑为脓毒性海绵窦血栓性静脉炎者，应早期给予足量广谱抗生素联合应用，特别注意所用抗生素能够通过血－脑屏障，保证脑脊液及脑组织内的血药浓度，待细菌培养和药敏试验结果出来后，再选择敏感抗生素继续治疗，治疗疗程要足够。中毒症状明显者，在保证足量抗生素的同时，给予糖皮质激素治疗。脓肿形成者及时切开引流。应注意补液、降温及全身支持疗法。

甲状腺相关眼病

44. 甲状腺相关眼病的发病机制

研究显示，甲状腺相关眼病（thyroid associated ophthalmopathy，TAO）是一种由免疫反应异常介导的内分泌性眼病，长期以来，众多学者对 TAO 发病机制做了大量研究，利用免疫组织化学、分子生物学等研究方法，发现许多细胞、细胞因子、蛋白等参与了 TAO 的自身免疫反应过程。

成纤维细胞能够产生糖胺聚糖（glycosaminoglycan，GAG）是一种糖黏蛋白，具有较强的吸水性，可致组织水肿，是造成 TAO 脂肪垫扩大、眼外肌肥厚的物质基础，可导致骨性眼眶内容物体积增加，引起临床上较为常见的体征——眼球突出。许多研究表明，淋巴细胞、IFN-γ 均可刺激眼眶成纤维细胞产生大量的 GAG 分子，造成组织水肿。

甲状腺组织、球后脂肪及结缔组织中均存在 TSHR 蛋白，后者作为共同抗原，可使甲状腺和眼眶对 TSHR 产生自身抗体，眼眶成纤维细胞表面的 TSHR 与血液循环中的自身抗体结合，促进眼眶成纤维细胞分泌透明质酸和脂肪合成，导致不同程度的眼外肌肥大和眶脂肪增生。

在 TAO 眼眶脂肪、结缔组织中，有大量 T 淋巴细胞（CD4+、CD8+、CD45RO+、CD45RB+）、浆细胞和巨噬细胞浸润，这些细胞均可刺激眼眶成纤维细胞，产生大量胶原和黏多糖。

尽管对甲状腺相关眼病的发病机制进行了大量研究，但是其确切发生机制至今仍未明确，有待于今后进一步研究探讨。

45. 甲状腺相关眼病的病理组织学改变

TAO 病理组织学改变主要发生在眼外肌、眶脂肪、泪腺等眼眶软组织内。根据 TAO 病情发展，病理过程可分为急性期和稳定期，急性期以水肿、炎细胞浸润、黏多糖沉积为主，在眼外肌纤维间隙有大量淋巴细胞、浆细胞浸润，浸润的淋巴细胞被激活后产生大量淋巴因子，后者吸附更多其他的炎性细胞或刺激成纤维细胞产生黏多糖，黏多糖可吸收大量水分，导致组织间水肿，肌间隙增宽，形成临床可见的眼外肌肥大。泪腺组织内也可见淋巴细胞和浆细胞浸润，这便是部分 TAO 患者表现为泪腺肿大、发生炎性反应的病理组织学基础。

随疾病发展进入稳定期或后期，病变以纤维组织增生为主，成纤维细胞增多，产生大量胶原纤维，使眼外肌纤维化、挛缩，导致限制性斜视及眼球运动障碍。

46. 甲状腺相关眼病的分级

临床上已经有多个 TAO 分级方法，如 NOSPECS 分级法、CAS 评分法、VISA 分级法和 EUGOGO 分级法等，每个分级法都有其实用性和局限性。

（1）NOSPECS 分级法

NOSPECS 分级法是按照症状发生的时间顺序将临床特点进行排序，但并非所有的患者都发生这些症状，而且即使发生，也未必按照这个顺序。但它可以清楚描述临床病例特点，而且对于初学者也容易记忆。NOSPECS 分级法：N（no signs or symptoms）表示没有体征和症状，O（only signs）表示只有体征，S（soft tissue signs and symptoms）表示具有软组织受累的体征和症状，P（proptosis）表示眼球突出，E（extraocular muscle involvement）表示眼外肌受累，C（corneal involvement）表示角膜受累，S（sight loss）表示视力下降。每一项可以进一步分级，以确定疾病的严重程度（表 1）。例如，多个部位受累，且评分较高，疾病就较为严重。

表 1　TAO 的 NOSPECS 分级法

分类	分级	表现
0	N	没有症状和体征
1	O	只有体征
2	S	软组织受累
	0	无
	A	轻微
	B	中等
	C	严重
3	P	眼球突出
	0	< 23 mm
	A	23 ～ 24mm
	B	25 ～ 27mm
	C	≥ 28 mm
4	E	眼外肌受累
	0	无
	A	眼球最大限度转动时受限
	B	明显的眼球运动受限
	C	眼球固定
5	C	角膜受累
	0	无
	A	角膜点染
	B	溃疡
	C	混浊

分类	分级	表现
	S	视力下降
	0	无
6	A	20/20 ～ 20/60
	B	20/70 ～ 20/200
	C	＜ 20/200

（2）CAS 评分法

CAS 评分法（clinical activity score，CAS）是用来评估 TAO 临床活动性的指标，它是基于临床症状和体征而制定的，共有 10 个临床征象，每项阳性为 1 分。前 7 项为首次就诊时评估，后 3 项为复诊时与前期病情的比较（表 2）。评分高说明病变处于活动期，因此，CAS 评分也是决定是否应用糖皮质激素及免疫抑制剂治疗的一个参考指标；但有些活动性病例所表现出的各项评分并不均衡。

表 2　TAO 的 CAS 评分法

症状 / 体征	分数
自发性眼眶疼痛	1
与眼球运动相关的眼眶疼痛	1
眼睑肿胀	1
眼睑充血	1
结膜充血	1

症状 / 体征	分数
结膜水肿	1
泪阜和半月皱襞充血肿胀	1
眼球突出较前增加 ≥ 2 mm	1
单眼运动度减弱	1
Snellen 视力表检查视力下降 ≥ 1 行	1

（3）VISA 分级法

VISA 分级法是根据患者的症状和体征按照其严重性和活动性进行评分，以病历表格方式进行记录。VISA 分级法中 V（vision）表示视力和视神经病变，根据患者的中心视力、色觉、视野、VEP 及影像学检查，评估病情的严重性及对治疗的反应；I（inflammation）表示炎症和充血，主要观察患者静止和眼球运动时眼眶疼痛、眼睑结膜充血水肿，根据水肿累及的范围进行评分；S（strabismus）表示眼球运动受限，可根据眼球运动受限程度分为 0 ～ 3 级（分别对应 0° ～ 15°、15° ～ 30°、30° ～ 45°、> 45°）；A（appearance）表示外观或角膜暴露，记录眼球突出、眼睑退缩、眼睑增厚或泪腺脱垂等征象，可以用数字或图像来表示。根据以上记录综合判断疾病的严重性和活动性。

（4）EUGOGO 分级法

欧洲 Graves 眼病专家组（European Group on Graves' Orbitopathy，EUGOGO）基于 NOSPECS 分级法和 CAS 分级法

提出了 EUGOGO 分级法。

1）轻度：患者具有一项或多项以下体征：眼睑退缩＜2 mm；轻度软组织损害；眼球突出程度不超过正常上限 3 mm；短暂复视或无复视；角膜暴露对人工泪液治疗敏感。症状对患者影响较小，不需进行免疫抑制剂或手术治疗。

2）中、重度：患者具有两项或多项以下体征：眼睑退缩≥2 mm；中度或重度软组织损害；眼球突出超出正常上限 3 mm；非持续性或持续性复视。症状严重，影响患者日常生活，疾病活动期可进行免疫抑制剂治疗，静止期行眼科手术。

3）极重度：患者具有甲状腺相关的视神经病变和（或）角膜损害。

以上是临床比较常用的评估 TAO 严重性和活动性的评分方法，但 TAO 病情复杂，个性化差异较大，并不是每个患者所表现出的临床征象都能和评分标准相对应，还要根据患者具体情况做出综合判断，故建议对每个患者进行个体化评估与判断。

47. 甲状腺相关眼病的临床表现

TAO 临床表现多样，早期患者主诉异物感、酸痛感、眼红、眼球后疼痛及压迫感，这些症状均无特异性，容易被认为是干眼症、视疲劳。随疾病进展，患者自觉一侧或双侧眼球突出、变大，单侧发病患者往往被误认为是正常一侧眼睑下垂。睑裂闭合不全可致下方角膜暴露，患者可有流泪、畏光等症状。疾病累及眼外肌，会出现眼球运动障碍及复视。视力减退的原因多为暴露性角膜炎或压迫性视神经病变所致。

TAO 眼部体征较多，疾病处于不同时期可有不同体征，这些体征可单独或联合表现出来。

（1）眼睑征

眼睑征是 TAO 典型的、特征性的改变。由于 Müller 肌痉挛，表现为上、下睑回缩，尤其上睑多见。正常上睑缘位于角膜上缘下 1～2 mm，上睑回缩时，上睑缘位置可退到角膜缘以上，暴露上方巩膜；下睑缘位于角膜下缘水平，回缩时暴露下方巩膜，睑裂增大，瞬目减少，患者呈凝视状态。同时眼球由水平注视转为向下注视时，上眼睑不能随眼球同时向下运动，此为上睑迟落。TAO 急性活动期伴有眼睑水肿，静止期或慢性期眼睑肥厚、质韧。

（2）眼球突出

单侧或双侧眼球突出，可同时伴有结膜充血、水肿，眼球突出多为眼外肌肥厚、眼眶脂肪增生、软组织水肿所致。TAO 可伴有甲状腺功能亢进或甲状腺功能减退，也可为甲状腺功能正常，伴甲状腺功能亢进者多表现为双侧眼球突出，甲状腺功能正常者多为单侧眼球突出。

（3）眶压增高

眼眶压力增高多为眶内软组织体积增加所致，如果病变处于急性水肿期，虽然眶压增高但尚有弹性；如为慢性期，眶内组织纤维化严重，眶压高且质地硬，说明病情较为严重。

（4）眼球运动障碍

眼外肌是 TAO 主要累及的部位，眼外肌病变急性期以水肿为主，慢性期则以纤维化为主，二者均可造成眼外肌收缩异常，导致眼球运动障碍、复视。单眶或双眶多条眼外肌病变进展不一致，可先后发病，出现不同方向的眼球运动障碍及双侧眼位不平衡，当患者平视时，一侧眼球向上，另一侧向下。眼外肌受累的频度略有不同，依次为下直肌、内直肌、上直肌和外直肌。病变累及部位也不同，主要侵犯肌腹，肌腱很少受累，因此外观表现为眼外肌止点部位一般正常。

（5）眼表改变

TAO 急性期球结膜充血、水肿，严重者可脱出睑裂之外。由于眼球突出、眼睑回缩导致睑裂闭合不全，角膜出现干燥斑、上皮剥脱或暴露性角膜炎、角膜溃疡，严重者可造成角膜穿孔。如继发细菌或真菌感染，可导致眼内炎。

（6）视神经病变

眼外肌肥厚，尤其是 2 条以上眼外肌肥厚，眶尖部视神经受压，导致压迫性视神经病变，患者视力下降，色觉改变，视野缺失，严重者视力丧失。眼底检查可见视盘水肿、萎缩。视觉电生理异常。

（7）眼压增高

由于眼外肌水肿、结缔组织增生水肿，炎性细胞浸润，糖胺聚糖沉积，眶脂肪容量增多，眼上静脉和眼下静脉损伤，静脉回流障碍，房水回流受阻，巩膜表面静脉压升高，这些因素共同作用可以导致眼压升高。一般为轻度或中等程度眼压升高，多在 22 ～ 30 mmHg，也有达到 40 mmHg 以上者，但这种由 TAO 引起的眼压升高很少会造成明显视野缺损和视神经损害，这一点与原发性青光眼导致的视野和视神经损害存在差异。

48. 甲状腺相关眼病视力减退或丧失的原因

TAO 患者常发生视力减退和视力丧失，导致视功能异常的原因主要有角膜病变和视神经病变两大因素。

（1）角膜病变

眼球突出、眼睑退缩可造成睑裂闭合不全，最早发生在深度睡眠时，后期发展成主动闭合不全，角膜暴露。角膜病变开始出现在角膜下方，表现为干燥斑、角膜粗糙、上皮剥脱，范围逐渐扩大，累及角膜基质层，形成角膜溃疡。如治疗及时得当，角膜愈合形成瘢痕，若遮盖瞳孔区，会导致患者视力下降。如治疗不及时，角膜溃疡继续加剧，造成角膜穿孔、眼内炎、眼球萎缩，甚至视力丧失。

（2）视神经病变

主要由高眶压、眼外肌肥大压迫视神经所致。TAO急性期眼眶软组织水肿、脂肪增生，眼眶软组织体积增大，眶压增高。眶尖部是一个狭小的骨性空间，正常情况下，眶尖部眼外肌较薄，视神经周围尚有少量脂肪包绕加以保护。TAO眼外肌肥大多为肌腹肥大，位于眼眶中后段，尤其是多条眼外肌肥厚，使眶中后段软组织体积增大，而骨性眶腔没有伸展性，故眶尖部视神经受压。压迫性视神经病变最早出现色觉改变，尤其是对红色敏感度下降，随后视力减退、视野缺失，严重者视力完全丧失。

压迫性视神经病变严重影响视功能，甚至导致视力丧失，是TAO最严重的临床表现，也是行眼眶减压术的手术指征之一。

49. 甲状腺相关眼病的影像学特征

影像学检查在诊断TAO中具有不可或缺的价值，最常用于TAO检查的影像学方法包括CT扫描、B型超声扫描和MRI扫描。

（1）CT扫描

它可以反映眼外肌肥厚和眶脂肪增生的程度，还可用于眼眶减压术前鼻窦情况的评估。常用的扫描方式为眼眶平扫，一般不需要增强扫描。扫描体位包括水平位、冠状位和矢状位扫描，成像参数为窗宽300 HU，窗平+40 HU，扫描层厚2～3 mm。

TAO 的 CT 特征如下。

①眼外肌肥厚：一侧或双侧、一条或多条眼外肌肥厚，以肌腹为主，肌腱受累少有，如多条眼外肌肥厚，显示眶尖部密度增高（图 19、图 20）。下直肌高度肥厚，在水平位扫描上显示为椭圆形，易与眼眶肿瘤混淆（图 21），应结合冠状位和矢状位扫描观察。双侧内直肌高度肥厚，压迫筛骨纸板向内侧移位，筛窦形成"可口可乐瓶"样改变。②脂肪增多，有些 TAO 以眶脂肪增生为主要改变，CT 显示眼球高度突出，眼眶脂肪体积增大，由于眼球高度突出，眼外肌被牵拉延长（图 22）。③泪腺肿大，部分 TAO 同时表现为泪腺肿大，并可见泪腺位置异常，向前脱出。④眶内血管扩张，主要表现为眼上、下静脉发生扩张，此时需要与颈动脉海绵窦瘘导致的眼上、下静脉扩张进行鉴别，必要时行 DSA 检测，以进行确诊。

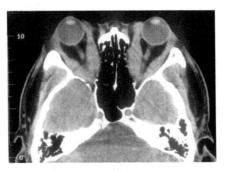

双眶内直肌、外直肌肥大，以肌腹为主，眶尖部密度增高，筛骨纸板受压向内侧移位。

图 19　TAO 水平位 CT 扫描结果

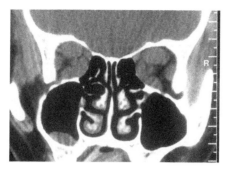

双眼 4 条直肌高度肥厚。

图 20　TAO 冠状位 CT 扫描结果

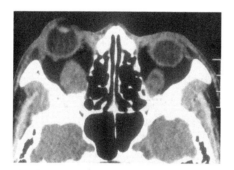

双眼下直肌肥厚，呈椭圆形，易与眼眶肿瘤混淆。

图 21　TAO 水平位 CT 扫描结果

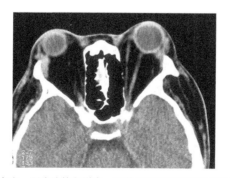

双侧眼球突出，眶脂肪体积增大，眼外肌及视神经被牵拉延长变细。

图 22　TAO 水平位 CT 扫描结果

（2）B型超声扫描

B型超声扫描可以显示眼外肌肥大的形状、内回声，测量肌肉的宽度和厚度，可以在治疗后多次检查、测量，观察治疗效果。TAO急性期软组织水肿，眼外肌肥大以肌腹为主，呈梭形，内回声较弱（图23）。后期眼外肌逐渐纤维化，内回声增强（图24）。B型超声扫描优点在于无创伤、费用低，不足之处在于影像学资料缺乏立体感，误差较大。

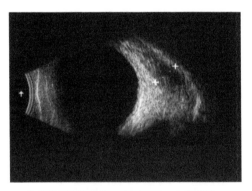

上直肌肥厚呈梭形，边界清楚，内回声弱。

图 23 TAO B 型超声扫描结果

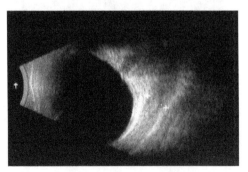

外直肌肥厚，边界清楚，内回声中等。

图 24 TAO B 型超声扫描结果

（3）MRI 扫描

MRI 扫描是现在一般医院都可以开展的一项成熟的影像学检查技术，为了了解病变细节，在 TAO 扫描时常规需要 3 个层面的扫描，即水平位、冠状位和矢状位扫描，并需要增强扫描。MRI 显示眼外肌形态与 CT 大致相同，其优势在于根据眼外肌在 T_1 和 T_2 加权像上的信号，判断受累组织是处于水肿状态还是纤维化状态。一般以水肿为主的病变 T_1WI 呈中信号，T_2WI 呈较高信号；而纤维化病变 T_1WI 和 T_2WI 均呈中低信号。还可根据眶尖部脂肪信号，判断视神经受压状况（图 25）。由于 TAO 病变主要累及眶内软组织，且 MRI 扫描与辐射无关，条件允许时应该将 MRI 扫描作为 TAO 检查的首选。不足之处为 MRI 检查费用相对较贵。

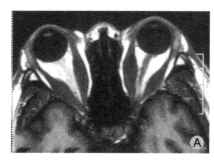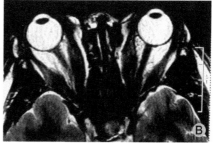

双眶内直肌、外直肌肿大，主要为肌腹肥大，呈梭形，T_1WI（A）呈中信号，T_2WI（B）呈低信号，眶尖部视神经周围脂肪信号几乎消失。

图 25　TAO 水平位 MRI 扫描结果

50. 甲状腺相关眼病与甲状腺功能的关系

TAO 是一种与甲状腺病变有密切关联的眼病。最早发现两者相关的证据是在 1786 年，Caleb Hillier Parry 发现 1 例同时存在甲状腺肿大、心动过速和眼球突出的患者。1835 年，Graves 首次描述了 3 例女性患者同时患有甲状腺肿大、心悸及双侧眼球突出，并以 Graves 眼病命名。

20 世纪初期，动物实验研究发现一种"促突眼物质"，在特定种属的鱼类中，这种物质可引起眼球突出，在 TAO 患者的 γ 球蛋白碎片中可以提纯获得。20 世纪 50 年代，在大多数 Graves 眼病患者血清中发现一种物质，称为"长效甲状腺刺激物"，被认为是 Graves 眼病和甲状腺相关眼病的致病因子。

TAO 多伴有甲状腺功能亢进，也有部分患者甲状腺功能正常或低下。根据临床观察，伴有甲状腺功能亢进的 TAO 病例多发生于中年女性，且多为双侧发病。在应用放射性碘治疗、甲状腺功能亢进被控制后，患者出现快速进展性眼球突出，也称为"恶性突眼"，表现为眶压增高，眼睑及球结膜高度充血水肿，球结膜脱出睑裂，睑裂不能闭合，导致暴露性角膜溃疡，高眶压可引起视神经病变，最终致视力丧失，预后较差。为挽救视力，甲状腺功能控制在正常范围后，根据患者具体病情决定是否行眼眶减压术。

甲状腺功能正常的 TAO 患者多为年轻男性，单侧多见，病情较轻微，进展缓慢，有些患者仅有眼睑征，或轻度眼球突出，炎性症状不明显，少有眼球运动障碍和视功能影响，这种轻微病例可以单纯观察，部分患者可呈自限自愈性。

甲状腺功能低下与甲状腺功能亢进相似，同样会促进 TAO 发展和恶化。应用药物治疗甲状腺功能亢进过度，造成医源性甲状腺功能低下也是导致 TAO 进展的危险因素之一。

51. 甲状腺相关眼病患者糖皮质激素治疗的适应证、用药方法及不良反应

TAO 是一种病因未明的自身免疫性炎性疾病，难以做到对因治疗，目前多为对症治疗。既然是自身免疫性疾病，免疫抑制药物就有一定疗效，其中糖皮质激素即为治疗 TAO 的首选药物。

糖皮质激素具有抗炎、抗免疫、抗毒素、抗休克作用，药理作用下可以影响免疫反应的多个环节，如巨噬细胞、网状内皮细胞、淋巴细胞、自身免疫性抗体水平等，糖皮质激素治疗 TAO 就是利用了其抗炎、抗免疫作用。

虽然糖皮质激素可以起到控制 TAO 病情的作用，但并非所有 TAO 患者都适用，糖皮质激素治疗有严格的适应证：① TAO 急性期，患者表现为结膜、眼睑明显充血、水肿；②眼外肌明显肿大，眶压增高，出现压迫性视神经病变；③眼眶减压术后可使用糖皮质激素以减轻术后反应；④ TAO 患者伴有甲状腺功能亢

进，内分泌治疗过程中可配合使用糖皮质激素；⑤放射治疗过程中也可以配合糖皮质激素治疗。

采用糖皮质激素治疗 TAO 的给药方式有多种，大致分为两大类：全身给药和局部给药。全身给药分为静脉和口服两种途径，局部给药包括糖皮质激素眶内注射和糖皮质激素眼药局部滴涂两种方式。

对于 TAO 患者，具体采用何种方式给药，以及药物剂量多少，要视患者具体病情而定，建议采用个性化治疗方案进行治疗。

近年来我们课题组诊疗了大量 TAO 患者，一般均采用口服给药方案，常用药物为甲泼尼龙片，一般起始剂量为 24 ～ 32 mg，晨起顿服，连续应用 1 ～ 2 周后逐渐减量，直至停药。通过临床观察，结果显示大多数患者对此方案反应良好，疗效较为满意。该方案用药剂量相对较小，目前观察该方案疗效安全可靠，且与应用糖皮质激素药物相关并发症的发生概率极低，另外，口服糖皮质激素方便易行，患者依从性好，痛苦少。

糖皮质激素是一把双刃剑，在治疗 TAO 中具有重要作用，但也要关注在用药过程中和用药后其可能出现的不良反应。①糖皮质激素性青光眼：在糖皮质激素治疗过程中，眼压升高较为常见，要密切监测患者的眼压，若发现患者眼压升高，首先要分析导致眼压升高的原因。眼压升高的原因不外乎以下几种：原发性眼压升高，TAO 本身引起的眼压升高，糖皮质激素引起的眼压升高，或综合因素引起的眼压升高。对于 TAO 引起的眼压升高，随着病情控制，眼压会逐渐减低；对糖皮质激素引起的眼压升高，随着糖皮质激素药物减量和治疗时间推移，一般而言患者的眼压会慢慢恢复正常。用药过程中，不论何种原因引起的眼压升高，都可以考虑给予降眼压药物进行干预。②眼部其他并发症：较为常见的是糖皮质激素性白内障，该病是由于全身或局部应用糖皮质激素后所引起的晶体后囊下混浊。糖皮质激素性白内障的发生程度与激素应用的剂量及疗程呈正相关，也与个体对糖皮质激素的敏感性有关。局部注射可能会出现视网膜中央动脉阻塞、局部皮下脂肪萎缩、组织坏死，这些并发症发生率极低。③消化系统并发症：诱发或加剧胃、十二指肠溃疡，甚至造成消化道出血、穿孔，少数患者可出现胰腺炎或脂肪肝，极个别患者可以发生急性肝功能损害，故在随诊时这些情况要给予关注，争取早发现、早干预。④诱发或加重感染。⑤医源性肾上腺皮质功能亢进：脂质代谢和水盐代谢紊乱，如满月脸、水牛背、皮肤变薄、多毛、水肿、低血钾、高血压、糖尿病等，停药后一般可自行消失。⑥心血管系统：长期水钠潴留和血脂升高引起的高血压和动脉硬化、心力衰竭。⑦骨质疏松、肌肉萎缩、伤口愈合迟缓、影响生长发育，孕妇使用，偶有引起胎儿畸形。⑧停药反应：导致医源性肾上腺皮质功能不足，表现为恶心、呕吐、乏力、低血压和休克等，或反跳现象，原有疾病复发或恶化。

糖皮质激素禁忌证包括绝对禁忌证和相对禁忌证。绝对禁忌证：①对激素严重过敏；②全身性霉菌感染。相对禁忌证：①感染；②结核；③糖尿病；④不能控制的高血压；⑤严重消化道溃疡；⑥银屑病；⑦精神病史。

52. 甲状腺相关眼病限制性斜视手术应注意的问题

TAO 经过急性期、水肿期后，炎性反应逐渐减轻，眼外肌水肿成分减少，纤维化日益加重，病变肌肉挛缩，向其作用方向牵拉眼球，造成限制性斜视。因 TAO 累及眼外肌最多的是下直肌和内直肌，因此，限制性下斜视和内斜视较为多见；由于其他直肌也可以受累及，故也有些患者表现为一只眼上斜，一只眼下斜，严重影响患者的生活。出现限制性斜视，待病情稳定后行斜视矫正手术。限制性斜视手术斜视角的测量、矫正度数计算等与共同性斜视有显著区别，应注意以下问题。

（1）手术时机

出现限制性斜视后什么时候进行手术，是每个医生和患者都非常关注的问题。因为 TAO 病情可逐渐加重，也有自限和自愈倾向。当患者最初发现眼球运动障碍、复视后，应密切观察眼位，测量斜视度数。当眼位相对稳定，斜视度数保持不变 6 个月以后，考虑做限制性斜视矫正手术。过早手术，由于病情尚不稳定，容易导致手术失败。

（2）手术方式

TAO限制性斜视矫正手术应采用肌肉止点后退方法。一般后退量应根据术中眼位而定，可将共同性斜视手术矫正量计算法作为参考，但不起决定作用。TAO不仅存在肌肉止点附着于眼球相应位置，还由于炎性反应，肌腱乃至周围筋膜、纤维组织、脂肪与眼球发生大范围粘连，故手术时应充分分离。有些严重病例即使肌肉完全松解，眼球仍处于被限制位置，不能完全恢复正位。为防止术后粘连，使眼球回到原位，可做牵引缝线，随时进行牵拉。一般不做肌肉缩短术，如一只眼手术不能达到矫正效果，可以实施另一眼眼外肌手术进行补充，原则上尽量不要过矫。

（3）术后注意事项

术后应密切观察眼位，每日可牵拉牵引缝线，避免粘连造成的手术失败。术后给予糖皮质激素以减轻炎性反应。

53. 甲状腺相关眼病的手术治疗

TAO的治疗包括药物治疗、放射治疗和手术治疗，手术治疗是TAO整体治疗中一个重要环节，能够改善患者眼的功能和外观，手术类型分为眼睑手术、眼肌手术和眼眶手术。

（1）眼睑手术

TAO眼睑病变主要为上、下睑回缩，睑裂扩大，睑裂闭合不全，以及由此导致的暴露性角膜溃疡，因此手术的目的是矫正上、下睑回缩，缩小睑裂，保护角膜。常用手术包括以下几种。

1）眼睑回缩矫正术：主要是用于矫正一侧或双侧眼睑回缩，改善外观。如眼球突出比较明显，单纯眼睑回缩矫正术效果不佳，应结合眼眶减压术。常用术式包括：① Müller 肌切除术，适用于病情较轻者，可矫正 1 ～ 2 mm 眼睑回缩，解除由于交感神经兴奋而产生的 Müller 肌收缩或纤维化；② Müller 肌切除术联合提上睑肌延长术：TAO 炎性反应产生眶内组织广泛纤维化，也包括提上睑肌腱膜纤维化，牵拉睑板，使眼睑回缩，该术式可矫正 3 ～ 5 mm 眼睑回缩；③联合异体巩膜移植及提上睑肌延长术：取异体巩膜作为连接置于提上睑肌和睑板之间，同样可以起到延长提上睑肌、改善眼睑回缩的功能；④下睑回缩矫正通常选择下睑缩肌切除联合异体巩膜移植术。手术时机通常为病情稳定后 6 个月。

2）睑裂缝合术：用于眼球高度突出、睑裂闭合不全导致的暴露性角膜炎、角膜溃疡、因全身情况不能使用糖皮质激素治疗、放疗或行眼眶减压术者，可行部分或全部睑裂缝合术，这种术式可作为暂时性、姑息性治疗，待全身情况及眼部情况好转后可以拆除。

（2）眼肌手术

手术目的是矫正因眼外肌病变导致的眼位偏斜和复视。手术时机、方式和注意事项如前所述。

（3）眼眶手术

主要术式为眼眶减压术，目的是缓解因眼球高度突出、高眶压导致的暴露性角膜溃疡、压迫性视神经病变，如视力下降、色觉改变、视野缺失等，以及满足患者改善外观的需求。眼眶减压术的原则是扩大眶腔容积和（或）减少眶内容体积，通常根据病情轻重程度采用一壁、二壁、三壁、四壁眼眶减压，如眶压增高是眶脂肪过度增生所致，可适度去除部分脂肪。手术时应特别注意：①术前充分了解鼻窦情况，有鼻窦炎者先予以治疗，避免术后继发感染；②尽量做到平衡减压，避免术后眼球下沉；③切除眶内脂肪时注意止血，防止术后脂肪内小血管断端渗血，导致眶内出血；④打开眶壁后注意切开足够大的骨膜，使眶内容充分突入鼻窦、颞窝，增强减压效果；⑤内壁减压操作不宜超过筛骨水平板，避免损伤硬脑膜，导致脑脊液鼻漏。

如患者病情比较严重、复杂，需要3种手术治疗时，应按照眼眶手术、眼肌手术、眼睑手术顺序进行。

参考文献

Reference

1. 李静，马建民.特发性眼眶炎性假瘤病因及发病机制的研究进展.中华实验眼科杂志，2012，30（5）：471-475.

2. 李静，马建民.特发性眼眶炎性假瘤的治疗进展.中华实验眼科杂志，2012，30（6）：571-576.

3. 张敬学，马建民.特发性眼眶炎性假瘤的诊断.中华实验眼科杂志，2013，31（3）：310-312.

4. 李静，葛心，马建民.IgG4 相关性眼眶炎性假瘤一例.中华眼科医学杂志（电子版），2014，4（4）：225-226.

5. 李静，马建民.儿童免疫球蛋白 G4 相关性眼眶炎性假瘤 1 例.转化医学杂志，2014，3（4）：252-254.

6. 马建民，李金茹，葛心，等.特发性眼眶炎性假瘤患者血清中 IgG 及其亚型水平的研究.临床眼科杂志，2015，23（2）：105-107.

7. LI J，GE X，MA J M. Relationship between dacryoadenitis subtype of idiopathic orbital inflammatory pseudotumor and paranasal sinusitis. Int J Ophthalmol，2016，9（3）：444-447.

8. 马建民，李静.重视 IgG4 相关性眼眶疾病的研究.中华实验眼科杂志，2015，33（12）：1060-1063.

9. 杨林麒，赵鹏翔，吴亚楠，等.核转录因子 κB 相关蛋白在特发性眼眶炎性假瘤细胞中的表达变化及其意义.中华实验眼科杂志，2017，35（9）：786-791.

10. 马建民，王霄娜，葛心，等.IgG 亚型与泪腺良性淋巴上皮病变发病关系的研究.临床眼科杂志，2016，24（3）：193-195.

11. 王霄娜，马建民.泪腺肿瘤的影像学表现.国际眼科纵览，2016，40（3）：196-200.

12. 崔忆辛，葛心，马建民，等.泪腺良性淋巴上皮病变治疗方式的探讨.临床眼科杂志，2013，21（6）：513-515.

13. 李静，葛心，马建民，等.泪腺良性淋巴上皮病变临床表现及诊断思路的研究.临床眼科杂志，2012，20（3）：193-195.

14. 崔忆辛，马建民.良性淋巴上皮病变的研究进展.中华实验眼科杂志，2013，31（1）：96-100.

15. 李静，马建民.免疫球蛋白 G4 相关性眼眶病的研究进展.中华实验眼科杂志，2012，30（10）：949-954.

16. 王霄娜，马建民.泪腺良性淋巴上皮病变的病因及发病机制.国际眼科纵览，2014，38（3）：208-211.

17. 李静，马建民.糖皮质激素在眼眶病中的应用及研究进展.临床眼科杂志，2014，22（4）：372-378.

18. 马建民，尹卫靖.眼肿瘤与眼眶病病例精粹.北京：人民卫生出版社，2016.

19. 马建民.眼眶及眼附属器疾病.北京：人民卫生出版社，2019.

20. 马建民，杨新吉.眼眶病多学科协同诊疗.北京：科学出版社，2019.

21. LEE S，YEN M T. Management of preseptal and orbital cellulitis. Saudi J Ophthalmol，2011，25（1）：21-29.

中国医学临床百家

22. PUSHKER N, TEJWANI L K, BAJAJ M S, et al. Role of oral corticosteroids in orbital cellulitis. Am J Ophthalmol, 2013, 156（1）: 178-183.

23. SINGH M, NEGI A, ZADENG Z, et al. Long-term ophthalmic outcomes in pediatric orbital cellulitis: a prospective, multidisciplinary study from a tertiary-care referral institute . J Pediatr Ophthalmol Strabismus, 2019, 56（5）: 333-339.

24. 王蕾, 马建民 . 甲状腺相关眼病发病机制的研究进展 . 中华眼科杂志, 2017, 53（6）: 474-480.

25. LAURBERG P, BERMAN D C, PEDERSEN I B, et al. Incidence and clinical presentation of moderate to severe graves' orbitopathy in a Danish population before and after iodine fortification of salt. J Clin Endocrinol Metab, 2012, 97（7）: 2325-2332.

26. SMITH T J. TSH-receptor-expressing fibrocytes and thyroid-associated ophthalmopathy. Nat Rev Endocrinol, 2015, 11（3）: 171-181.

27. BARTALENA L, KRASSAS G E, WIERSINGA W, et al. Efficacy and safety of three different cumulative doses of intravenous methylprednisolone for moderate to severe and active Graves' orbitopathy. J Clin Endocrinol Metab, 2012, 97（12）: 4454-4463.

28. PATEL P, KHANDJI J, KAZIM M. Recurrent thyroid eye disease. Ophthalmic Plast Reconstr Surg, 2015, 31（6）: 445-448.

29. TANDA M L, PIANTANIDA E, LIPARULO L, et al. Prevalence and natural history of Graves' orbitopathy in a large series of patients with newly diagnosed graves' hyperthyroidism seen at a single center. J Clin Endocrinol Metab, 2013, 98（4）: 1443-1449.

30. 马建民 . 眼肿瘤相关知识问答 . 北京: 人民卫生出版社, 2017.

出版者后记

Postscript

　　科学技术文献出版社自 1973 年成立即开始出版医学图书，40余年来，医学图书的内容和出版形式都发生了很大变化，这些无一不与医学的发展和进步相关。《中国医学临床百家》从 2016 年策划至今，感谢 600 余位权威专家对每本书、每个细节的精雕细琢，现已出版作品近百种。2018 年，丛书全面展开学科总主编制，由各个学科权威专家指导本学科相关出版工作，我们以饱满的热情迎来了《中国医学临床百家》丛书各个分卷的诞生，也期待着《中国医学临床百家》丛书的出版工作更加科学与规范。

　　近几年，中国的临床医学有了很大的发展，在国际医学领域也开始崭露头角。以北京天坛医院牵头的 CHANCE 研究成果改写美国脑血管病二级预防指南为标志，中国一批临床专家的科研成果正在走向世界。但是，这些权威临床专家的科研成果多数首先发表在国外期刊上，之后才在国内期刊、会议中展现。如果出版专著，又为多人合著，专家个人的观点和成果精华被稀释。为改变这种零落的展现方式，作为科技部主管的唯一一家出版机构，我们有责任为中国的临床医生提供一个系统展示临床研究成果的舞台。为此，我们策划出版了这套高端医学专著——《中国医学临床百家》丛书。

"百家"既指临床各学科的权威专家，也取百家争鸣之义。

丛书中每一本书阐述一种疾病的最新研究成果及专家观点，按年度持续出版，强调医学知识的权威性和时效性，以期细致、连续、全面展示我国临床医学的发展历程。与其他医学专著相比，本丛书具有出版周期短、持续性强、主题突出、内容精练、阅读体验佳等特点。在图书出版的同时，同步通过万方数据库等互联网平台进入全国的医院，让各级临床医生和医学科研人员通过数据库检索到专家观点，并能迅速在临床实践中得以应用。

在与作者沟通过程中，他们对丛书出版的高度认可给了我们坚定的信心。北京协和医院邱贵兴院士说"这个项目是出版界的创新……项目持续开展下去，对促进中国临床学科的发展能起到很大作用"。北京大学第一医院霍勇教授认为"百家丛书很有意义"。我们感谢这么多临床专家积极参与本丛书的写作，他们在深夜里的奋笔，感动着我们，鼓舞着我们，这是对本丛书的巨大支持，也是对我们出版工作的肯定，我们由衷地感谢作者的支持与付出！

在传统媒体与新兴媒体相融合的今天，打造好这套在互联网时代出版与传播的高端医学专著，为临床科研成果的快速转化服务，为中国临床医学的创新及临床医生诊疗水平的提升服务，我们一直在努力！

科学技术文献出版社